W0195459

Das **Wertvollste,**
was Du je
in Deinem **Leben**
besitzen wirst, ist Dein
# eigener gesunder
# Körper!

Andreas  Scholz

Der Figurmacher® | Hamburg 2013

# Projekt
# Wunschhose

## Die 3 - 2 - 1 -
## Figurmacher-Diät

Andreas Scholz
Nina Smith

HEEL

*„Für Moreno und Mariano – meine beiden größten Reichtümer"*

HEEL Verlag GmbH
Gut Pottscheidt
53639 Königswinter
Tel.: 02223 9230-0
Fax: 02223 9230-13
E-Mail: info@heel-verlag.de
www.heel-verlag.de

*Sämtliche Trainings- und Ernährungsempfehlungen beruhen auf Erfahrungen meiner betreuten Kunden und Anlehnungen an Dipl. Spowiss. Univ. Carsten Stockinger aus der Grundlagenschulung e-Scan Figurwell.*

© 2013 HEEL Verlag GmbH

Autor: Andreas Scholz, Der Figurmacher®
Motivation: Nina Smith
Satz: Muser Medien GmbH, Mannheim, C. Mertens, R. Mattila
Redaktion und Projektleitung: Ulrike Reihn-Hamburger

Bildnachweis:
Illustrationen: © Alexander von Wieding, zeichentier.com
Trainingsbilder: © Jens Sauter, Location: Studio Fitness, Leonberg, Modell: Ksenia Beckmann
Foto von Diba Nazar-Czaplinski: © Studio World, Zottl Langhaarzottl, Bensheim: 118/119
Messtabellen erstellt mit der Software Sensewear® 7.0: 40-44
© Deutsche Gesellschaft für Ernährung und Sport: 28, 39, 40
Foto von Eyleen: © Nazar Moawad, Hamburg: 127
Fotolia: © ag visuell: 58, © Akalong Suitsuit: 105, © Alexandr Shebanov: 69, © Alexilus: 64, © Andrii Muzyka: 18, © Anja Roesnick: 82, © Barbara Pheby: 96, © Brian Goff: 14, © by-studio: 62, © Cmon: 57, © Corinna Gissemann: 111, © Daniel Fuhr: 16, © Elena Schweitzer: 83, © eskymaks: 97, © Gina Sanders: 93, © hartphotography: 78, © Igor Zakowski: 11, © Jacek Chabraszewski: 98, © jhalik: 20, © Kheng Guan Toh: 84, © Kzenon: 76, © Li-Bro: 17, © Liddy Hansdottir: 87, © lom123: 66, © macroart: 112, © mariangarai: 67, © Martin Schlecht: 65, © Mikael Damkier: 26, © Monkey Business: 19, © Okea: 46, © olly: 36, © Peter Atkins: 86, © photocrew: 73, © Printemps: 101, © RB-Pictures: 49, © Robert Kneschke: 60, © StefanieB.: 102, © stockcreations: 108, © T. Michel: 55
Alle übrigen Bilder stammen aus den Privatarchiven der Autoren.

Textnachweis: © Anna Maria Beekes: 8–9

Alle Rechte, auch die des Nachdrucks, der Wiedergabe in jeder Form und der Übersetzung in andere Sprachen, behält sich der Herausgeber vor. Es ist ohne schriftliche Genehmigung des Verlags nicht erlaubt, das Buch und Teile daraus auf fotomechanischem Weg zu vervielfältigen oder unter Verwendung elektronischer bzw. mechanischer Systeme zu speichern, systematisch auszuwerten oder zu verbreiten.

Printed in Germany

ISBN 978-3-86852-540-3

# INHALT

Der Figurmacher®

# Wissen alleine bringt keine Veränderung!

Wir brauchen nicht mehr Information, wir brauchen mehr Motivation! Seien wir doch einmal ehrlich, wir wissen doch eigentlich alle, was gesund ist und was nicht, oder? Wir handeln nur nicht danach. Die Frage ist also, warum nicht. Das Wissen alleine bringt keine Veränderung.

*„Wenn wir ein Warum haben, dann ertragen wir fast jedes Wie!"*

Friedrich Nietzsche (1844–1900)

Dieses Zitat sagt alles aus: Wenn wir wissen, warum wir etwas tun, dann tun wir es voll Leidenschaft.

*„Wer nicht leidenschaftlich ist, kann nie exzellent sein."*

Tim Renner (Musikproduzent)

In diesem Buch werden Sie alles darüber erfahren, wie gesunde Lebensführung ausse-hen kann, sein eigentliches Thema aber ist die Liebe – die Liebe zum eigenen Körper. Wenn Sie dieses Buch gelesen haben, werden Sie Ihrem Körper eine viel höhere Wert-schätzung entgegenbringen.

*„Wir sind sterblich, wo wir lieblos sind, unsterblich, wo wir lieben."*

Karl Jaspers (1883–1969), deutscher Philosoph des Existenzialismus

Und wann immer Sie etwas essen oder trinken, werden Sie sich fragen: „Wie geht's dem Fisch?". In diesem Moment werden Sie mir sicher noch nicht folgen können. Aber Sie können gespannt sein auf das, was Sie erwartet: eine ganz neue Art eines Ernährungs-, Trainings- und Motivationsbuches.

Wir (Nina Smith und Andreas Scholz) haben uns nach dem Erscheinen unseres ersten gemeinsamen Buches *Der Figurmacher* gleich daran gemacht, Feedback und neuen Stoff zu sammeln. Wir haben Interviews mit zahlreichen erfolgreichen Menschen geführt und deren Geschichten und Beweggründe festgehalten. An einigen Stellen werden wir auch alltägliche Dinge hinterfragen und gesellschaftskritisch beleuchten. Bereits hier möchten

wir allen herzlich danken, die uns diese tollen Motivationstipps gegeben haben.
Doch möchte ich natürlich auch meine neuesten Erkenntnisse im wissenschaftlichen Bereich mit Ihnen teilen, zum Beispiel dass es nicht nur die Muskeln sind, die uns schlank machen, sondern dass daran vor allem auch ein effektiver Stoffwechsel und Hormonstatus beteiligt ist.

Zur praktischen Anwendung stellen wir Ihnen dann ein neues Trainingssystem vor, mit dem ich mich intensiv auseinandergesetzt habe. Wir setzen Sie sprichwörtlich unter Strom!

Bei der Lektüre wünschen wir Ihnen gute Unterhaltung und viel Spaß.
*Andreas Scholz und Nina Smith*

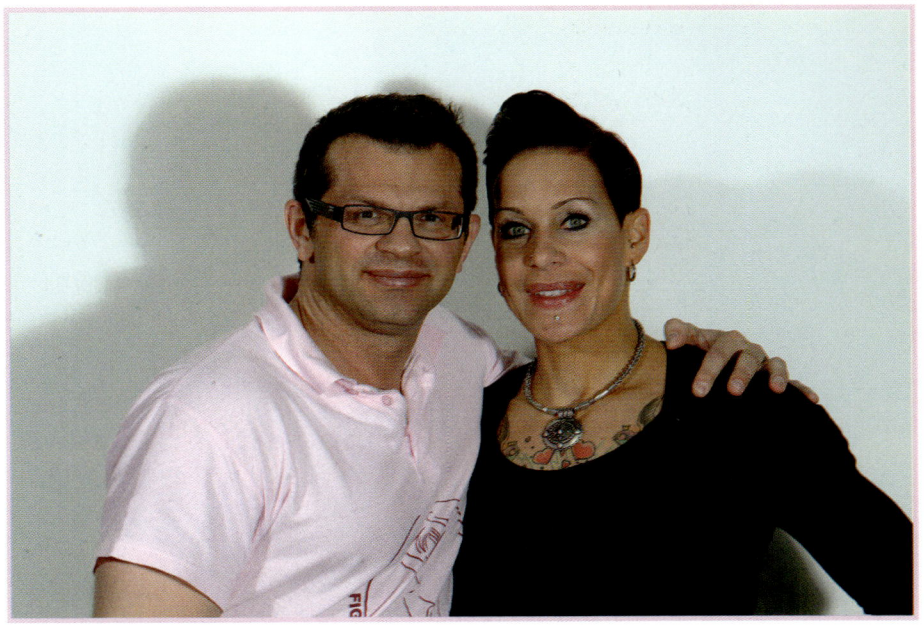

Andreas Scholz/ Nina Smith

## Ein Traum ist unerlässlich

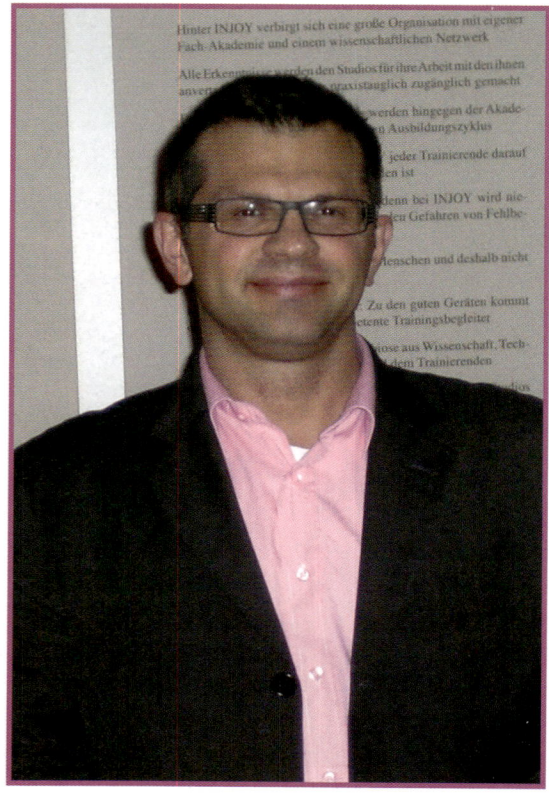

*„Ein Traum ist unerlässlich, wenn man die Zukunft gestalten will."*

Victor Hugo (1802–1885),
französischer Dichter der Romantik

Auch ich hatte einmal einen Traum. „I have a dream", sagte bereits Martin Luther King im Jahre 1963 in seiner weltbekannten Rede. Mein Traum ist bereits in Erfüllung gegangen. Er mag nicht so weltbewegend sein wie der Martin Luther Kings, mein Leben hat er aber entscheidend verändert. Haben Sie einen Traum? Verwirklichen Sie ihn!

Vielleicht wird es einige Zeit dauern, doch es ist niemals zu spät, das zu werden, was man hätte sein können! Befolgen Sie einfach das Gesetz der Anziehung. Gerne erzähle ich Ihnen meine Geschichte und warum ich mich entschieden habe, meinen sicheren Job im öffentlichen Dienst aufzugeben, um Experte für Sporternährung zu werden. Vielleicht finden Sie sich darin wieder und starten ebenfalls durch?

Mit 21 hatte ich einen Traum, ich wollte deutscher Meister im Bodybuilding werden. Um es abzukürzen: Es hat nicht geklappt. Stattdessen habe ich etwas viel besseres erfahren, als mit einem Pokal auf einer Bühne zu stehen. Auf einer von mir besuchten Meisterschaft habe ich den damaligen Mr. Universum gesehen. Er stand an einem Tisch und sprach mit zahlreichen Menschen, die sich anstellten, um seinen Rat zu ihrem Training oder ihrer Ernährung zu hören. Das hat mich sehr beeindruckt. Und so entstand der Wunsch in mir, ein anerkannter und gefragter Experte in Fragen der Sporternährung zu werden. Der Titel des Mr. Universums erschien mir unerreichbar, aber sich Wissen anzueignen und weiterzugeben, das musste doch möglich sein! Mit meiner Situation als Angestellter im öffentlichen Dienst war ich nicht glücklich.

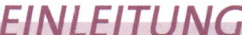
*Wenn dir nicht gefällt, wo du gerade bist, dann ändere es! Du bist kein Baum!*

Heute weiß ich, dass man vier Dinge benötigt, wenn man etwas im Leben erreichen möchte:
1. Eine Vision oder einen Traum
2. Einen Plan
3. Einen Mentor
4. Tatkraft: Sofort anfangen – oder andersherum: Nicht unnötig trödeln

Eine Vision hatte ich: anerkannter Sporternährungsexperte zu werden. Einen Plan hatte ich jedoch nicht wirklich. Ich wusste nur, dass ich, um mein Ziel zu erreichen, Ernährungswissenschaften studieren musste. Ohne Abitur ging das jedoch nicht, also habe ich zunächst die Abendschule besucht. Ich hatte aber keine Ahnung, wie „studieren" geht, und ich kannte auch niemanden, der damals studierte. Im Nachhinein war es ganz einfach – so ähnlich wie Schule, nur eigenverantwortlicher. Alles, was ich heute weiß, habe ich mir selbst angelesen, weil ich so wissbegierig war und bin. Ich habe gebrannt, jede Diät und jedes Trainingssystem habe ich ausprobiert, um zu wissen, wie es sich anfühlt.

*Beruf kommt von Berufung: Also ruh dich nicht auf deinem Trainerschein aus, sondern lebe deinen Beruf und probiere alles selbst aus.*

Einen Mentor hatte ich nicht, ich musste mir selbst helfen, mich motivieren. Ich habe auch nie darüber nachgedacht, was wäre, wenn ich es nicht schaffen würde. Mein Leitsatz damals wie heute kommt von Mike Mentzer, dem Befürworter des HIT-Trainingssystems (wir lernen es später kennen):

*„Das Wort „aufgeben" kenne ich nicht und auch Sie sollten es aus Ihrem Vokabular streichen. Versinken Sie nicht in die Mittelmäßigkeit, nur weil Sie glauben, Reife sei gleichbedeutend mit der Aufgabe aller Ziele und Ideale und damit letztlich allen Selbstwertgefühls. Halten Sie Ihre Ideale hoch und geben Sie ihnen Gestalt in der Wirklichkeit. Seien Sie nicht nur Bodybuilder. Sehen Sie in Ihren Muskeln den Ausdruck Ihrer Selbstverwirklichung. Werden Sie der bestmögliche Bodybuilder, der Sie werden können!"*

Mike Mentzer (Mr. Universum 1979)

Lassen Sie sich nicht von der Bezeichnung „Bodybuilder" abschrecken. Auch wenn Sie kein Bodybuilder werden wollen, sollten Sie anerkennen, dass Bodybuilder unheimlich motivierte und willensstarke Personen sind. Ansonsten könnten sie nicht Tag für Tag, Woche für Woche, Monat für Monat und Jahr für Jahr trainieren. Ich persönlich verwende inzwischen das Wort „Bodylover". Ich liebe meinen Körper und gebe dem „Fisch" (ich erkläre das später) nur die besten Nährstoffe.

*Tun ist eine Abkürzung für „Tag und Nacht". Also brenne für das, was du tust. Wenn du liebst, was du tust, tue mehr davon!*

*„Du hast nur ein Leben. Mach was draus!"*

Christian Bischoff, Mentaltrainer

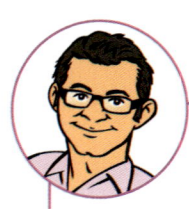

**Mein Tipp:** Suche dir einen Mentor, der dir beim Erreichen deiner Ziele hilft.

Im Verlauf dieses Buches werde ich Personen wie Alexander Munke, Bodo Schäfer, Toni Robbins, Dale Carnegie, Jörg Löhr oder Karl Pilsl zitieren. Sie alle sind Personen, von denen ich viel gelernt habe und deren Wissen ich so gut es geht anzuwenden versuche.

**Mein Tipp:** Besuche in regelmäßigen Abständen Motivationsseminare. Meist lernst du nichts Neues, aber du kommst motiviert raus und kannst wieder durchstarten.

Anders als andere Studenten war ich auf kaum einer Party. Nachts habe ich als Türsteher (neudeutsch: Security) gearbeitet, um mein Studium und meine Familie zu finanzieren. Es war nicht immer bequem, aber wenn du ein „Warum" hast, erträgst du jedes „Wie".

*Du bekommst nicht immer, was du dir wünschst. Aber immer, wofür du gearbeitet hast.*

Während des Studiums habe ich Kontakt zu den Nahrungsergänzungsfirmen gehalten, das war Teil meines Plans. Sofort nach dem Studium hat mich der Marktführer eingestellt und ich habe über sechs Jahre im Bereich Forschung und Entwicklung gearbeitet. Der erste Schritt war getan.

**Mein Tipp:** Sei stolz auf das, was du geschafft hast!

Der Junge vom Dorf mit der Hauptschulempfehlung schloss mit dreißig Jahren die mündliche Diplomprüfung mit der Note 1,0 ab. Das war MEIN Moment. Ich hatte mir extra für die Prüfung einen neuen Anzug, ein Hemd und eine Krawatte gekauft. Der Professorin fiel das positiv auf und sie beklagte, dass die meisten Diplomanden nur in T-Shirt, Jeans und Sandalen kämen. Doch es war ein besonderer Moment, den ich auch entsprechend verbringen wollte. Ich erzählte ihr, dass ich neun Jahre auf diesen Moment hingearbeitet hatte. Und ich sagte ihr auch: „Lassen Sie uns anfangen, ich verlasse den Raum nur mit einer 1,0!", die ich dann auch bekam.

Es war heiß an diesem Tag. Nach der Prüfung stieg ich in mein Auto und fuhr nach Hause. Ich hatte 320 Kilometer vor mir. An der ersten Autobahnausfahrt fuhr ich raus, um den Anzug auszuziehen und das T-Shirt zu wechseln. Ich war so glücklich, dass ich mit freiem Oberkörper erst eine Pose in die Seitenscheibe meines Autos warf und mich dann umdrehte und einer Busreisegruppe meine Muskeln zeigte. Schon damals handelte ich nach dem Grundsatz: Was andere von mir denken, geht mich nichts an.

Nachdem Sie nun von meinem Traum gehört haben, möchte ich Ihnen erklären, warum es sich lohnt, über Ernährung und Training – und über „Fische" – nachzudenken. Nina hilft uns dabei.

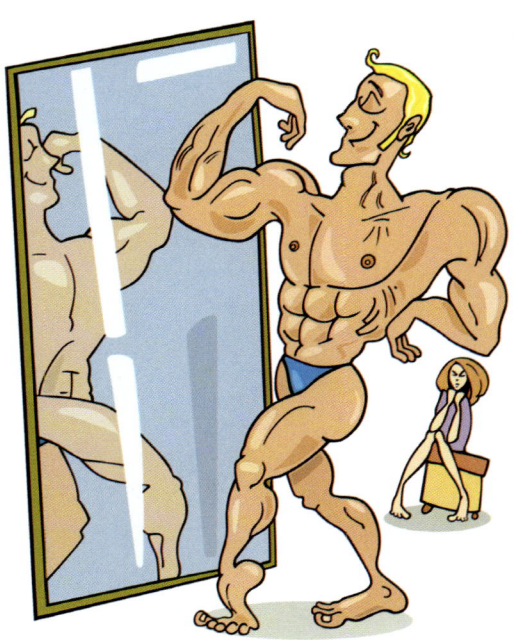

*Muskeln verbrennen dreimal mehr Kalorien als Fett – einfach nur weil sie da sind. Trainiere hart und mache deinen Körper zur Fettverbrennungsmaschine!*

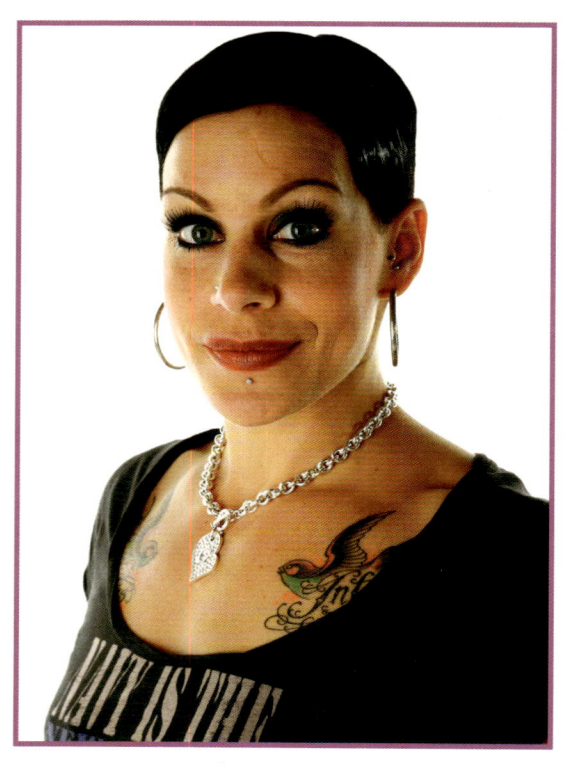

## Manche nennen es Training …

… ich nenne es Antidepressivum. Das Leben ist kein Zuckerschlecken und manchmal ist es alles andere als schön. Seit der Arbeit an unserem letzten Buch *Der Figurmacher* ist auch in meinem Leben einiges passiert und hat mich in ein tiefes schwarzes Loch geworfen. Aber das Leben macht sich nichts aus Erscheinungsterminen und auch Wünsche werden leider nicht immer wahr.

Ich fiel in eines der vielen schwarzen Löcher, die unseren Lebensweg säumen. Wochenlang hatte ich weder die Kraft noch die Muße für mein Training. Die Weihnachtszeit milderte den Schmerz in manchen Momenten durch ein Übermaß an Schokolade und Plätzchen. Wer ganz unten ist, wer in einem dieser hässlichen schwarzen Löcher sitzt, der will nur eines: Irgendwie die Lücke im Herzen füllen. Unser Gehirn scheint gemeinerweise Trauer mit Nahrung kompensieren zu wollen, zumindest an den Tagen, an denen es uns nicht komplett den Appetit nimmt.

Doch warum erzähle ich hier davon? Weil jeder diese „schwarzen Löcher des Lebens" ganz sicher kennt, ebenso Floskeln wie „Nach jedem Regen kommt Sonnenschein" – wenn ich das schon höre …! Wem das Wasser bis zum Hals steht, während es von oben fröhlich weiter tröpfelt, dem nützt es nichts, dass irgendwann mal wieder die Sonne scheinen wird! Trauer, Frust, Leid, Wut – all das ist *menschlich*.

Letzten Endes gibt es in solchen Momenten zwei Möglichkeiten: „Entweder aufgeben. Oder kämpfen bis zum Letzten." (Lance Armstrong) – Also kämpfte ich mich aus meinem schwarzen Loch zurück ins Leben. Meine größte Hilfe hierbei war wie so oft das Training. Mich dazu aufzuraffen fiel mir in diesen Wochen nicht leicht, und mehrfach musste ich abbrechen, weil es schlicht und einfach noch nicht ging. Aber nach jedem Training fühlte ich mich ein wenig „lebendiger" und war froh, mich aufgerafft zu haben. Warum? Weil ich sonst kein Recht hätte, in diesem Buch Tipps zu geben und zu motivieren, konsequent etwas für den eigenen Körper zu tun und niemals aufzugeben. Weil Leben eben manchmal Kämpfen heißt. Weil ich möchte, dass meine Tochter Naomi weiterhin eine „starke

Mama" hat – und weil ich weiß, dass mein geliebter Opa es so gewollt hätte. Ein paar Wochen Trainingsabstinenz sind nicht schön, wer aber regelmäßig trainiert, dem wird sein Körper schnell verzeihen – eine der vielen wundervollen Eigenschaften, die er für uns bereithält.

Den ewigen Sonnenschein gibt es nicht und manchmal will der Regen einfach nicht enden. Verkriechen Sie sich eine Zeit lang, wenn Ihnen danach ist. Aber lassen Sie nicht zu, dass Sie nach all dem Frust beim nächsten Sonnenschein nicht mehr Sie selbst sind, wenn Sie in den Spiegel blicken ...

Und das hat Andy zu mir gesagt: „Du hast Recht, Schokolade essen ist leichter als ins Fitness-Studio zu gehen. Es ist leichter 'Ich gebe auf!' zu sagen als 'Ich schaffe das!'. Weißt du was, Nina? Ich werde hier nicht sitzen und dir Tag für Tag sagen, dass du es schaffen kannst. Wenn du nicht glaubst, dass du es kannst, dann kannst du es nicht. Die tiefste Wahrheit ist: Du musst es für dich tun. Und wenn du nicht stark genug daran glaubst, dann wirst du mit aller Sicherheit dein Ziel nicht erreichen. Also nimm doch den einfachen Weg und verkrieche dich weiterhin. Ich habe nie gesagt, es wird leicht. Ich sagte, es wird sich lohnen!"

Und es hat sich gelohnt. Heute habe ich eine bessere Figur als je zuvor und bin wieder richtig glücklich.

Fazit: Warum bin ich erfolgreich? Ich siege, weil ich bereit bin zu handeln. Ich trotze den Umständen. Ich opfere mich auf. Mich kann nichts erschüttern, weder Angst noch Unsicherheit noch Zweifel. Auch ich fühle diese Emotionen, aber ich schlucke sie und schicke sie in die tiefsten Abgründe. Ich werde motiviert durch Errungenschaften und Stolz. Stolz verzehrt Schwäche und tötet ihr Sein von Innen. Wenn ich falle, dann stehe ich wieder auf. Wenn ich geschlagen werde, komme ich zurück. Ich werde nie aufhören, mich zu verbessern. Ich werde niemals aufgeben – NIEMALS!

# Wie geht's dem Fisch

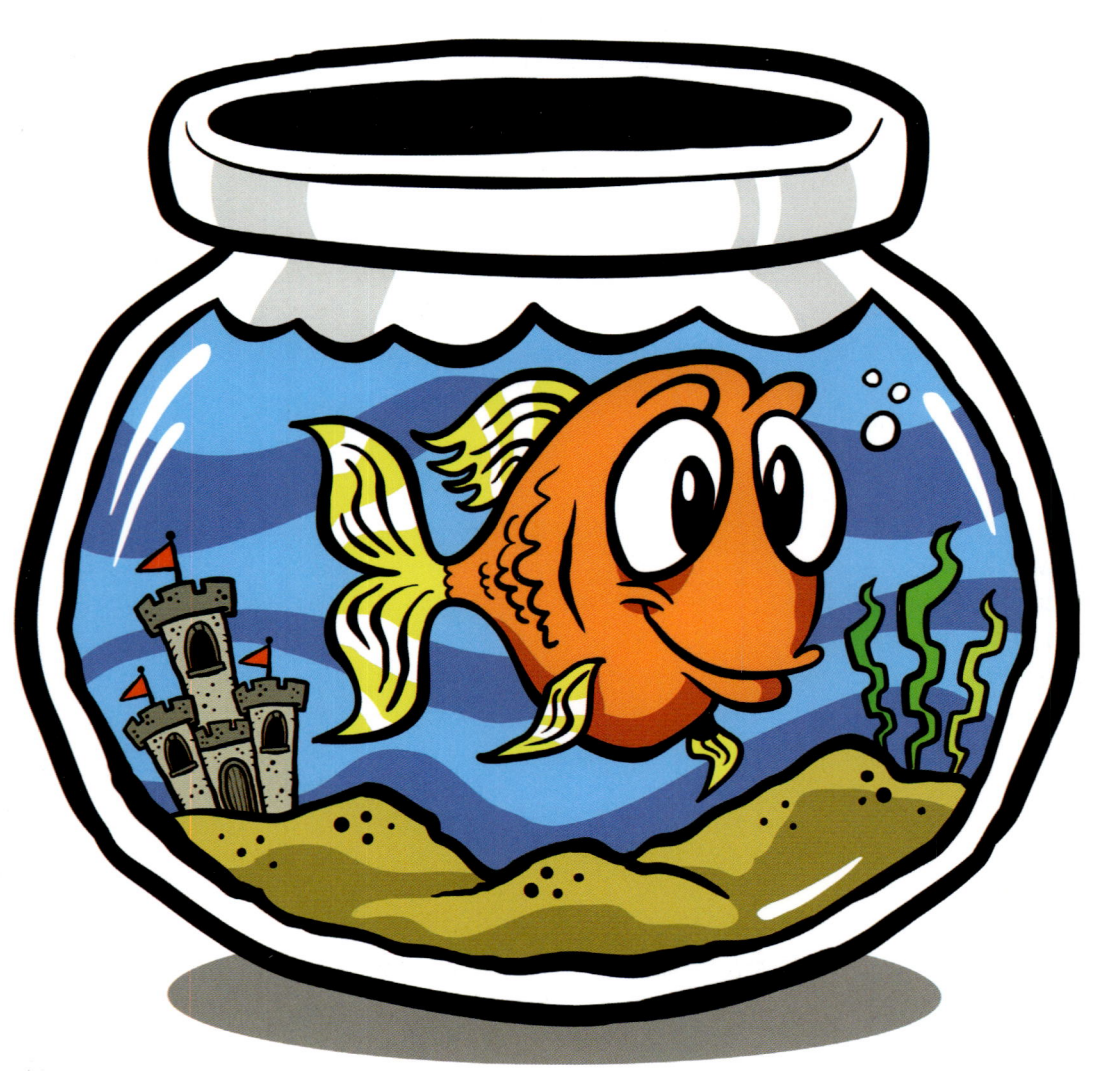

## WARUM gesunde Ernährung
## und nicht WAS IST gesunde Ernährung

## TEIL 1

Es gibt unzählige Bücher zum Thema „Gesunde Ernährung". Ich selbst habe dazu auch schon einige Ratgeber und Bücher geschrieben. Doch viel genützt hat es nicht. Der frühere Präsident der Deutschen Gesellschaft für Ernährung e. V., Prof. Volker Pudel, brachte es auf den Punkt: Die ganze Ernährungsaufklärung hat nur eins gebracht: „Wir essen weiter wie bisher – nur mit schlechtem Gewissen!"

Wissen alleine hilft nicht. Jeder, der etwas verändern will, braucht ein Warum. Die meisten Menschen machen sich über alles mögliche Gedanken, nur nicht über den eigenen Körper. Können Sie sich noch an die Einführung des Treibstoffes E10 erinnern? Es entstand eine große Verunsicherung, welche Autos diesen Treibstoff tanken dürfen. Stellen Sie sich bitte einmal vor, die gleiche Diskussion würde man über die Sinnhaftigkeit von Nuss-Nougat-Creme führen. Das würde man nicht tun. Denn der Mensch lebt auch dann weiter, wenn er Nuss-Nougat-Creme isst. Der falsche Sprit im Auto hätte verheerende Konsequenzen. An der Tankstelle denkt jeder darüber nach, den richtigen Treibstoff zu tanken. Aber wer überlegt am Kühlschrank? Ach ja, das Auto hat ja einen gewissen Wert. Der Mensch etwa nicht? Häufig habe ich folgende Szene vor Augen: Ich stelle mir vor, ich hätte etwas „Vernünftiges" gelernt. Eben etwas, das einen Wert hat, z. B. irgendetwas mit Autos. Nehmen wir einen Kfz-Meister. Sie kommen mit Ihrem neuen Auto zur ersten Inspektion. Ich frage Sie, ob Sie daran interessiert sind, dass Ihr Auto weniger Benzin verbraucht. Wahrscheinlich werden Sie mit „Ja" antworten. Dann frage ich, ob Sie daran interessiert sind, dass Ihr Auto weniger Verschleiß und damit weniger Reparaturen hat. Sie werden wohl ebenfalls mit „Ja" antworten. Und jetzt die entscheidene Frage: Sind Sie daran interessiert, dass Ihr Auto einen hohen Wiederverkaufswert hat? Das ist die wichtigste Frage. Die Antwort wird definitiv „Ja" sein. Also empfehle ich Ihnen, das Auto laut Scheckheft zu pflegen und dann auch das hochwertige, voll synthetische und teurere Motorenöl einzufüllen. Das Auto soll doch Höchstleistungen bringen. Vielleicht würde aber auch ein normales, sogenanntes mineralisches Motorenöl ausreichen. Aber wenn der Experte es empfiehlt, muss es ja richtig sein. Ich habe leider nichts „Vernünftiges" gelernt. Ich verkaufe keine Autos. Ich verkaufe das beste Produkt der Welt: Gesundheit. Kennen Sie ein Argument gegen Gesundheit? Nein, es gibt keins. Jeder möchte sie haben. Aber bitte umsonst oder wenigstens von der Krankenkasse bezahlt.

*„Gesundheit kauft man nicht im Handel, denn sie liegt im Lebenswandel."*
Karl Kötschau (1868 – 1949) Kunsthistoriker

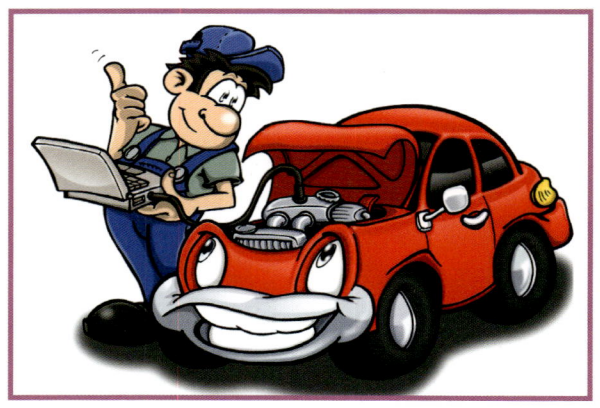

Wenn ich frage: „Haben Sie Interesse daran, dass Ihre Gelenke lange stabil bleiben?" werde ich komisch angeschaut. Auch bei den folgenden Fragen: „Haben Sie Interesse daran, dass Sie viel Fett verbrennen?" und „Haben Sie Interesse daran, gesund alt zu werden?". Gegen das Älter werden können Sie nichts tun, aber gegen die Kraftlosigkeit im Alter hilft Krafttraining! Als Lösung schlage ich die regelmäßige Eiweißzufuhr, Aufnahme von Omega-3-Fettsäuren und Fitnesstraining im Fitness-Studio vor. Ihre Aufwendungen zur verbesserten Vitalität betragen 59–79 Euro im Monat. Shakes kosten je 2–3 Euro und Omega-3-Fettsäuren pro Monat ca. 10 Euro. Was ist die Antwort? „Ich gehe doch schon einmal pro Woche schwimmen" und „Sind die Nährstoffe nicht in der 'normalen' Nahrung enthalten?".

Das Auto ist in den meisten Fällen mehr wert als der eigene Körper. Ich bin mir sicher, wenn ich anstatt meiner Fettverbrennungsevents Informationsveranstaltungen zum Thema Werterhaltung des Autos anbieten würde, dann würden vor allem viel mehr Männer kommen und ich würde viele „Additives" verkaufen. Was glauben Sie, wofür würde der deutsche Durchschnittsmann eher Geld ausgeben: für eine Dose Eiweiß oder eine Dose Ventilreiniger fürs Auto?

Als ich mich entschloss zu studieren, musste ich mich bei der Krankenkasse als Student registrieren. Die Sachbearbeiterin fragte mich nach meinem Fach. Ich sagte stolz: Ernährungswissenschaften. Sie beglückwünschte mich und teilte mir mit, dass dieser Studiengang Zukunft hätte, denn jeder wolle doch gesund sein.

Nach vier Jahren Studium hatte ich das Diplom in der Tasche. Ich ging erst mal zurück in meine Heimatstadt. In dem Fitness-Studio, das mein damaliger Trainingspartner betrieb, hing ab sofort ein Schild: „Ernährungsberatung durch Dipl. oec. troph. Andreas Scholz. Ernährungsplan: 50 DM. Bitte am Tresen melden". Schon bald interessierte sich ein Pärchen dafür. Nach einem Beratungsgespräch händigte ich die Anamnesebögen aus und wir trafen uns eine Woche später wieder. Dann ging es an die Arbeit: Auswertung und neuen Plan schreiben, so wie ich es im Studium gelernt hatte. Nach zwei weiteren Tagen trafen wir uns und ich überreichte die Pläne. Die beiden lasen alles durch und stellten noch ein zwei Fragen, standen auf und wollten gehen. Ich sagte: „Entschuldigung, aber ich bekomme 100 D-Mark dafür!" Der Mann schaute mich völlig verständnislos an und sagte: „100 Mark, wofür? Das ist doch keine Arbeit …". Also nahm ich die Pläne mit den Worten zurück, dass ich einige Stunden daran gesessen hatte. Wenn Sie einen Klempner rufen, dann bezahlen Sie den doch auch …

Aber zurück zum Auto. Wo findet man samstags mehr Männer: in der Autowaschstraße oder im Fitness-Studio? Für mich ist es auch in der Autowerkstatt immer sehr lustig. Die meisten Männer gehen direkt in die Werkstatt, um zu sehen, was mit Ihrem Auto ist. Hochachtungsvoll werden die Ausschläge auf dem Motortester beobachtet. Wahrscheinlich wissen nur wenige Männer, was die Zahlen bedeuten, aber dabei sein ist ganz wichtig. Mich interessiert das nicht. Der Mann in der Werkstatt hat das gelernt und soll mein Auto fahrtüchtig halten. Interessieren tue ich mich für die anderen Autos. Die sind meistens super gepflegt. Da liegen keine Nüsse oder Eiweißriegelverpackungen auf dem Boden. Ich habe gar nicht so viel Zeit, mein Auto regelmäßig sauber zu machen. Es fährt auch dreckig. Lieber gehe ich zum Training. Was ist wohl wichtiger: ein gesunder Körper oder ein sauberes Auto?
Sie haben sicher schon bemerkt, dass ich etwas übertreibe. Ich möchte aber ganz deutlich klarmachen, worauf ich hinaus möchte. Aber kommen wir nun zu einem Vergleich, den alle kennen:

Stellen Sie sich vor, Sie besäßen ein Rennpferd im Wert von 100.000 Euro. Wie würden Sie es ernähren? Schlecht, gut oder optimal? Ich würde behaupten optimal. Es wäre wohl ein Leichtes, Ihnen entsprechende Nahrungsergänzungen für das Fell, für die Gelenke, für die Muskeln des Pferdes usw. zu verkaufen. Wenn ich einem Sportler rate, es wäre gut, Glucosamin/Chondroitin für die Gelenke zu nehmen, werde ich gefragt: „Wo ist das denn in der normalen Ernährung enthalten?"und „Brauche ich das wirklich?".

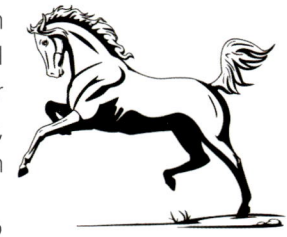

Kommen wir zur Bewegung. Wie würden Sie das Tier bewegen? Gut, wenig oder gar nicht? Selbstverständlich bestens, so wie es der Trainer empfiehlt. Und was ist mit Ihnen? Bewegen Sie sich ausreichend? Ein Mitgliedsvertrag allein schafft keine automatische Bewegung. Gerade gestern habe ich im Studio wieder beobachtet, wie viele Menschen sich unterhalten oder am Gerät festhalten. Beim Pferdetraining würden Sie das nicht zulassen. Denken Sie bitte einmal darüber nach. Ich mag Tiere. Ich habe nichts gegen Tierliebe, aber man sollte sich auch selbst lieben und wertschätzen.

Oder wie wäre es zehn Nummern kleiner, sagen wir mal mit einem Hund? Rassehunde mit Papieren kosten nicht selten zwischen 1000 und 2000 Euro. Die Besitzer kaufen sich dann ein Buch für 10 Euro in dem steht, welches Futter das Beste ist. Und im Buch steht auch, wann und wie viel der Hund essen soll. Sobald das Stockmaß über 40 cm beträgt, muss der Futtertrog angehoben werden, damit sich der Hund nicht die Halswirbelsäule verletzt oder sich verschluckt. Meistens wird für den Hund alles getan, damit es ihm gut geht. Erst vor Kurzem konnte ich es in meiner Nachbarschaft beobachten: Der Hund bekommt das beste Futter und das Herrchen kümmert sich den ganzen Sonntag um seine Pflege, Erziehung und Beschäftigung. Es werden Kommandos geübt und das Tier wird gelobt und gestreichelt. Doch die beiden Kinder sind übergewichtig und werden kaum beachtet, geschweige denn, dass sie Lob bekämen. Der Hund kann wohl besser Freude zeigen und „quakt" nicht rum.

Stellen Sie sich jetzt eine der schlimmsten Situationen im Leben eines Hundebesitzers vor: Kindergeburtstag! Die Erwachsenen sitzen an der Kuchentafel und die Kinder spie-

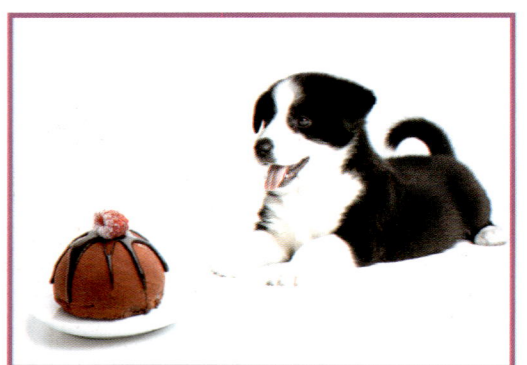

len in der Ecke des Zimmers mit den neuen Spielsachen. Dann kommt der Hund rein. Der Onkel will dem Hund ein Stück Kuchen geben. Was sagt der Hundebesitzer? „Das darfst du nicht, der Hund könnte blind werden. Der darf keinen Kuchen essen. Außerdem hat der 1000 Euro gekostet. Gib den Kuchen den Kindern, die waren umsonst!" Okay, das ist etwas makaber, aber so ist es doch!

Um es klar zu sagen: Ich mag Hunde. In unserer Familie gab es immer Hunde. Aber ich mag es nicht, wenn Kinder vernachlässigt werden. Jetzt bin ich noch mal böse: Ich glaube, dass es viele Hunde besser haben als viele Kinder. Auf jeden Fall gibt es prozentual mehr dicke und kranke Kinder als dicke und kranke Hunde. Dabei ist doch der Mensch ein unbezahlbares Wunder, warum stecken wir also Kuchen rein?

Gerade in diesem Moment erinnere ich mich an eine Situation in der Delfi-Gruppe mit unserem ca. sechs Monate alten Sohn Mariano. Denken, Entwickeln, Lieben, Fühlen, Individuell – dafür stehen Delfi-Kurse. Eine Mutter fütterte statt Brei Toastbrot mit Margarine und Nutella zu. „Das mag die Kleine lieber als den Obstbrei …", erklärte sie der Gruppe. Klar, dass das besser schmeckt. Aber ist es denn auch besser?

Zurück zum Wunder. Wissen Sie, wie Kinder entstehen? Sämtliche Handlungen will ich nicht beschreiben. Nur so viel: Ein Kind entsteht aus einer Eizelle. So groß wie ein Stecknadelkopf. Die Eizelle wird befruchtet. Nach neun Monaten kommen eine 3000–4000 g und 50–60 cm große Stoffwechselmaschine heraus. Da ist alles dran: Hände, Füße, Finger, Ohren usw. Ein Wunder! Das Kind hat dann 70 Billionen Zellen. Wahnsinn, oder?

Für mich als Wissenschaftler ist auch folgender Fakt noch sehr interessant. Das Baby wächst im Mutterleib heran. Es atmet nicht, es wird durch die Nabelschnur versorgt. Jede einzelne Zelle arbeitet ohne Sauerstoff und teilt sich so schnell wie (fast) nie wieder in ihrem Leben. Wenn das Kind auf die Welt kommt, schreit es von alleine oder bekommt einen kleinen Anstupser. Es atmet! Von einer Sekunde auf die andere stellen sich die Zellen auf Sauerstoffverbrennung um. Ein Wunder!

Kennen Sie eine Wertanlage, bei der aus einem Euro nach neun Monaten 70 Billionen werden? Das schafft nur das Leben. Und wir stecken Kuchen usw. rein? Das würden wir beim Pferd oder Hund nicht machen. Auch beim Auto achten wir immer auf den richtigen Treibstoff.

Ein Baby ist wunderbar. Sind Sie Vater oder Mutter? Es gibt keinen schöneren Film als den über die Entwicklung des Babys zum Kleinkind, zum Teenager und dann zum Erwachsenen. Schmeißen Sie den Fernseher weg, da kommt nur langweiliges Zeug. Setzen Sie sich zu den Kindern und beobachten Sie. Wussten Sie, dass ein Baby stundenlang schreien kann, ohne heiser zu werden? Babys können noch richtig atmen. Und sie können eine ganze Flasche Milch leer trinken, ohne abzusetzen. Und was machen wir? Setzen das Kind vor den Fernseher und geben ihm Fertiggerichte, von denen es krank oder hyperaktiv wird.

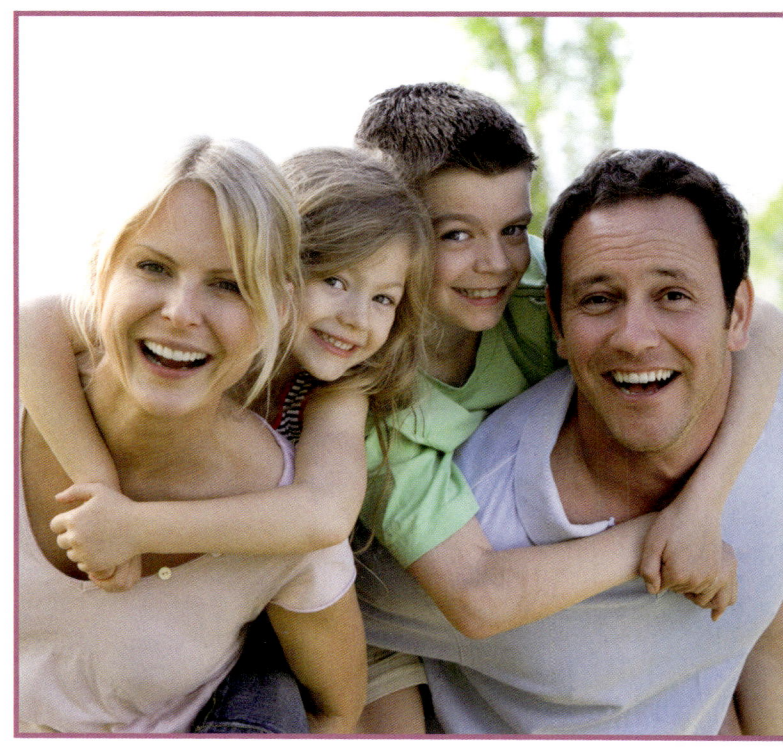

Ach ja, noch einmal das Thema Wertanlage. Spätestens wenn die Kinder konfirmiert oder gefirmt werden oder eine Ausbildung beginnen, kommt der Anlageberater, schließlich muss man ja vorsorgen. Aber keiner sagt Ihnen, wie Sie sich gesund halten, um den vermeintlichen Reichtum im Alter auch genießen zu können. Es zählen wieder die Werte. Gesundheit ist nicht messbar.

### Was ist gesunde Ernährung?

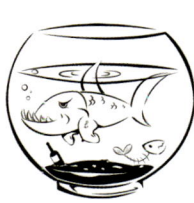

Diese Frage ist sehr schwer zu beantworten. Fast jeder Experte hat eine andere Meinung. Das Problem beim Menschen ist, dass er so alt wird. Die Forscher, die den Menschen erforschen, sterben fast zur gleichen Zeit wie der Proband. Die längste Gesundheitsstudie mit einer Gesamtstudienzeit von über 30 Jahren ist die sogenannte Nurses Health Study. Probanden sind verheiratete Krankenschwestern. Die Forscher der Harvard University werten die Daten der Damen seit 1976 aus und versuchen herauszufinden, was welcher Nährstoff anrichtet oder verhindert. Bei der Studie, in der 75.596 Krankenschwestern beobachtet wurden, zeigte sich bereits, dass bei Verzehr von Gemüse, insbesondere grünem Blattgemüse sowie Zitrusfrüchten und deren Säften, seltener ein Schlaganfall auftrat. Dies ist nur ein Beispiel. Es gibt viele Erkenntnisse aus der Nurses Health Study. In meinem Blog werde ich in Zukunft weitere Ergebnisse mitteilen. Unbestritten ist aber, dass eine Nahrung reich an Vitalstoffen das Leben verlängern und positiv beeinflussen kann.

Aus dem Tierreich sind viele Fakten bekannt, die man zwar bestimmt nicht eins zu eins übernehmen kann, die aber einen Trend zeigen. Insekten kann man gut beobachten, weil sie nicht so alt werden. Jeder Tag Lebensverlängerung bedeutet einen großen Zeitraum im Verhältnis zur Gesamtlebensdauer.

Nehmen wir z. B. Bienen. Die normale Honigbiene wird im Durchschnitt 45 Tage alt. Die Bienenkönigin wird über vier Jahre alt. Wo liegt der Unterschied? Die Bienenkönigin wächst zusammen mit den Honigbienen auf, in der gleichen Wabe. Die Bienenlarven verbringen acht Tage in der Wabe, bis sie schlüpfen. Die normale Honigbiene bekommt zwei Tage lang Gelee Royal und sechs Tage lang einfachen Honig als Futter. Dann schlüpft sie und bekommt nur noch Honig als Futter. Nach 45 Tagen stirbt sie.

Die Bienenkönigin bekommt als Larve volle acht Tage Gelee Royal und das bis zum Ende ihres Lebens, ca. vier Jahre. Der Unterschied liegt also in der Nahrung, den Nährstoffen. Honig besteht größtenteils aus Zucker und Wasser. Gelee Royal, der Futtersaft der Bienenkönigin, besteht aus Zucker, Wasser plus Proteine, Vitamine und Mineralstoffe. Diese Nährstoffe aktivieren die Gene für ein langes Leben. Gelee Royal gibt es auch im Reformhaus als Nahrungsergänzung und als Creme. Ob es auch gut für den Menschen ist, fragen Sie bitte den Imker Ihres Vertrauens.

Beispiel Fruchtfliegen: Man kann sie super untersuchen, denn sie werden nur ca. 40 Tage alt. Wenn man die Fruchtfliege mit Zucker und Hefe mästet, dann stirbt sie schon nach

30 Tagen. Wenn man aber die Fruchtfliege auf artgerechte Ernährung bzw. auf Diät setzt, erreicht sie ihr genetisches Alter.

Diese Ergebnisse gibt es auch bei Mäusen, Hunden und Primaten. Die Affen litten kaum unter Krebs oder Diabetes. Auch die Gehirnfunktion war besser.

Auch beim Menschen gibt es ähnliche Erkenntnisse. Wer sich nicht jeden Tag vollstopft, wird älter werden. Vor allem, wenn man die Nährstoffe reduziert, die nicht lebensnotwendig sind. Hierbei handelt es sich vor allen um Kohlenhydrate. Diese Diät-Bewegung trägt die Bezeichnung CRON (Calorie Restriction with Optimal Nutrition) und wird von vielen Menschen praktiziert, die 120 Jahre alt werden möchten. Männer nehmen statt 3000 Kalorien am Tag nur 1800 Kalorien auf. Sie achten aber darauf, dass alle Vitalstoffe enthalten sind.

Wollen Sie länger leben? Wollen Sie, dass Ihr „Fisch" fit und munter bleibt? Dann geben Sie ihm die richtigen Nährstoffe und lassen Sie auch mal etwas auf dem Teller liegen. Es ist Ihr Körper, Ihre Gesundheit.

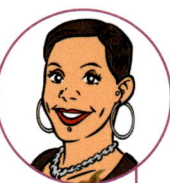

## Motivations-Tipp: Was zählt im Leben…

Wenn man die Menschen fragt, was in ihrem Leben am wichtigsten ist, antworten viele oft aus dem Bauch heraus: Erfolg, Reichtum, Macht, Geld und (zum Glück auch) Familie. Aber mal ehrlich: Was bleibt, wenn unser Erfolg über Nacht zum Misserfolg wird, unser Reichtum sich in Nichts auflöst, wir plötzlich machtlos sind und das Geld nicht mehr im Überfluss haben? Im besten Fall haben wir dann eine Familie, die uns liebevoll unterstützt und auffängt. Im schlimmsten Fall sind wir auf uns allein gestellt. Und leider erkennt man oft erst dann, was wirklich zählt im Leben: wir selbst. Umso wichtiger ist es doch, auf uns, auf unseren Körper zu achten!

Vielleicht kennen Sie das: Wenn man krank ist, dann fällt einem plötzlich auf, wie schön es ist, wenn man schmecken und riechen kann, einen klaren Kopf hat, wenn man problemlos auf den Beinen bleiben kann, Kraft hat. Manchmal nimmt man sich in diesen Momenten dann vor, künftig besser auf sich und seinen Körper zu achten. Leider bleibt es nach der Genesung meist bei den guten Vorsätzen, die Taten bleiben aus. Vielleicht sollten wir uns öfter einmal darauf besinnen, wie wertvoll wir uns selbst sein müssen, und wie kostbar die Geschenke sind, die Mutter Natur uns mit in die Wiege gelegt hat.

## Wie geht's dem Fisch?

Hier erkläre ich Ihnen nun endlich, was es mit dem Fisch auf sich hat. Seit meinem letzten Buch habe mich selbstverständlich weiter mit den Themen Training und Ernährung beschäftigt. Im Bereich Ernährung bin auf das Thema Stoffwechselmessung gestoßen und nutze jetzt für die tägliche Praxis ein Stoffwechselanalysegerät. Mehr dazu finden Sie in den nächsten Kapiteln. In diesem Zusammenhang habe ich eine einfache Erläuterungsmethode für die Funktionsweise des Stoffwechsels kennengelernt, die ich Ihnen gerne vorstellen möchte.

Lassen Sie mich das Leben und den Stoffwechsel ganz einfach anhand des Aquarium-Modells erklären. Wie bereits gehört, besteht der Körper aus 70 Billionen Zellen. Die Zelle ist die kleinste Einheit des Körpers. Bei der Entstehung des Lebens teilen sich die Zellen und werden von Bindegewebe umgeben. Im Verlauf ihrer Entwicklung ordnen sich die einzelnen Zellen unter und es entstehen die Organe. Sie schwimmen in der Zwischenzellflüssigkeit, die salzig ist und dem Meerwasser ähnelt.

## Das Aquarium-Modell

Stellen Sie sich bitte ein Aquarium vor. In jedem Aquarium gibt es einen Zufluss, einen Abfluss, eine Filteranlage und eine Pumpe, die das Wasser aus dem Aquarium zum Filter und das gereinigte Wasser wieder zurück ins Aquarium befördert. Damit es dem Fisch, der in diesem Aquarium lebt, gut geht, braucht er hauptsächlich zweierlei: Nahrung und Sauerstoff. Aus diesen beiden Stoffen produziert er seine Lebensenergie. Bei der Produktion von Energie entstehen aber auch Abfallstoffe, die der Fisch ins Wasser leitet. Gereinigt von diesen Abfallstoffen wird das Wasser durch den Filter. Solange dieser Kreislauf nicht gestört wird, erfreut sich der Fisch bester Gesundheit und wird voller Energie und Lebensfreude im Wasser schwimmen. Was aber, wenn dieser Kreislauf unterbrochen oder gestört wird?

Eine Unterbrechung bzw. Störung kann an drei verschiedenen Stellen geschehen:

• Die Nahrung, die der Fisch bekommt, ist mengenmäßig zu gering oder zu viel oder nicht ausgewogen. Ist die Nahrung, die der Fisch erhält, nicht artgerecht, wird er überfüttert oder bekommt er zu wenig, kann er nicht ausreichend Energie produzieren. Die Folge ist, dass es dem Fisch nicht gut geht.

• Die Sauerstoffzufuhr ist nicht ausreichend. Ist die Versorgung mit Sauerstoff nicht ausreichend, kann der Energiestoffwechsel ebenfalls nicht effektiv arbeiten. Der Besitzer des Fisches wird sich Sorgen machen, weil sein Fisch nicht besonders energievoll im Wasser schwimmen wird.

• Der Abfall (Stoffwechselendprodukt) wird nicht ausreichend entsorgt. Nehmen wir an, dass der Abfluss unseres Aquariums verstopft ist, z. B. durch einen Stein, der durch das Rohr angesaugt wurde und es verstopft. Was wird wohl in den nächsten Tagen mit dem Wasser passieren? Die Stoffwechselendprodukte des Fisches werden durch den Filter nicht mehr entsorgt und verschmutzen das Wasser. Es wird trüb und verändert sich auch chemisch. Das Wasser wird sauer. Es bilden sich Algen, die Gifte aufnehmen, aber auch vermehrt Sauerstoff verbrauchen. Für den Fisch werden die Lebensbedingungen immer schwieriger. Schlechtes Wasser, wenig Sauerstoff, er kommt wegen der Algen und Abfallstoffe auch schlechter an sein Futter. Deutlich erkennbar für den Aquariumbesitzer daran, dass er nicht mehr lebendig im Wasser schwimmt, sondern energielos, müde im Wasser steht, krank ist und letzten Endes stirbt.

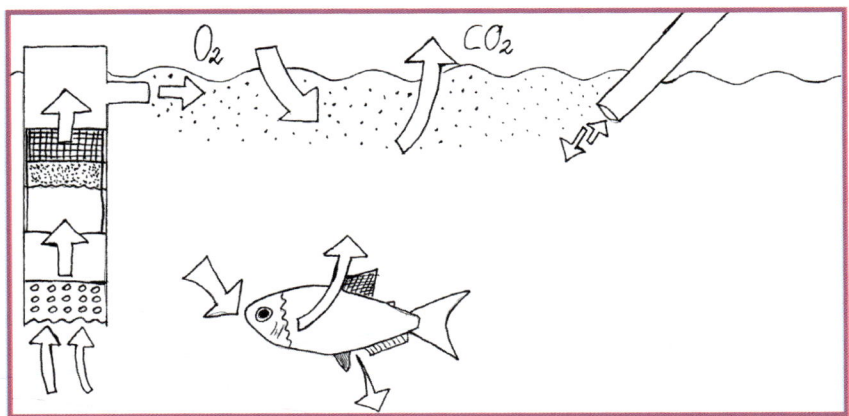

## Was lernen wir aus dieser Geschichte?

Was hat der Fisch mit Ihrer Gesundheit zu tun? Im ersten Moment nichts. Anhand des Aquarium-Modells kann aber sehr schnell und einfach der Zellstoffwechsel und die Zellenergie erklärt werden. Ganz einfach ausgedrückt: Geht es dem bildhaften Fisch im Aquarium gut, so geht es Ihrer Zelle gut. Geht es dem Fisch schlecht, so geht es Ihrer Zelle schlecht (z. B. Übersäuerung).

Ernähren wir uns falsch bzw. entstehen Säuren, funktionieren die Zellen nicht optimal. Die Folgen können Energielosigkeit und Gewichtszunahme sein, häufig verbunden mit Heißhungerattacken.

Mein Vorschlag: Machen Sie einen Säuren-Basen-Test und bestimmen Sie die Qualität Ihres „Aquariumwassers", die sogenannte Zwischenzellflüssigkeit in der die Zellen bzw. „Fische" schwimmen.

## Das „Aquariumwasser"

Bestimmt haben Sie schon einmal den Begriff Säuren-Basen-Haushalt gehört. In diesen Zusammenhang fällt auch der sogenannte pH-Wert, der sich auf das Gewicht (pondus) des Wasserstoffs (Hydrogen) bezieht. Ist viel Wasserstoff vorhanden, dann sprechen wir von einem sauren Milieu. Ist wenig Wasserstoff vorhanden, dann spricht man von einem basischen Milieu. Diesen Wert kann man anhand von pH-Messstreifen im Urin und im Speichel messen. Der Wert 7 ist neutral und entspricht reinem Wasser. Ein Wert unter 7 bedeutet sauer, über 7 bedeutet basisch. Manchmal wird dafür auch das Wort alkalisch verwendet. Normal oder gesund ist ein Wert im Gewebe oder in den Körperflüssigkeiten von über 7 pH.

### Was ist der Hintergrund?

Der Körper versucht, im Blut einen optimalen Säuren-Basen-Haushalt zu gewährleisten. Es soll also immer ein gleichmäßiges Niveau herrschen. Stellen Sie sich das bitte so vor: Nehmen Sie an, Sie möchten Ihre Wände gleichmäßig mit meiner Lieblingsfarbe (rosa) streichen. Dazu werden Sie weiße Farbe (wir sagen mal, sie sei basisch) mit roter Farbe (sie soll Säure veranschaulichen) mischen. Wenn die Farbe im Eimer dem Ende zugeht, müssen Sie nachfüllen. Wenn Sie nur rote Farbe (Säure) nachfüllen, dann wird die Farbe dunkler (mehr Säure) und die Wände werden nicht mehr gleichmäßig aussehen.
Der Körper ist aber schlauer. Wenn Sie nur Säuren essen, dann holt sich der Körper die Basen aus seinen Mineralstoffvorräten, um die Säuren auszugleichen. Das bedeutet, dass u. a. die Knochen abgebaut werden und es zu Osteoporose kommen kann. Überschüssige Säuren lagern sich im Bindegewebe ein. Dies kann zu Cellulite führen. Insgesamt erhalten die Organe nicht genügend „gute" Nährstoffe, was sich negativ auf den Stoffwechsel auswirkt.

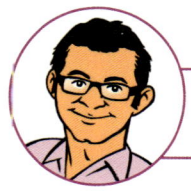

**Mein Tipp:** Testen Sie Ihren Säuren-Basen-Haushalt im Speichel und Urin. Kaufen Sie sich dazu in der Apotheke pH-Teststreifen.

Während des Tages kann man im Harn Säure- und Basenfluten messen. Sie entstehen durch biologische Rhythmen sowie durch die Aufnahme der Mahlzeiten im ca. Sechs-Stunden-Takt.

Gesunde Werte im Urin sind:
Morgens: pH 6,2–6,8
Abends: pH 6,8–7,4

Der Speichelwert ist vor allem wichtig für die Zähne. Ein dauerhafter Wert unter 6,7 bedeutet einen Angriff auf die Zähne.
Wer immer über 7,4 liegt, sollte seine Organfunktionen beim Arzt testen lassen.

| | Montag | Dienstag | Mittwoch | Donnerstag | Freitag | Samstag | Sonntag |
|---|---|---|---|---|---|---|---|
| | Urin/ Speichel | Urin/ Speichel | Urin/ Speichel | Urin/ Speichel | Urin/ Speichel | Urin/ Speichel | Urin/ Speichel |
| 7.00–8.00 Uhr | | | | | | | |
| ca. 10.00 Uhr | | | | | | | |
| ca. 13.00 Uhr | | | | | | | |
| ca. 16.00 Uhr | | | | | | | |

| pH-Wert-Messtabelle | |
|---|---|
| Basenfluten | Säurefluten |
| 4.00 Uhr stark | 1.00 Uhr mäßig |
| 10.00 Uhr mäßig | 7.00 Uhr stark |
| 16.00 Uhr stark | 13.00 Uhr mäßig |
| 22.00 Uhr mäßig | 19.00 Uhr stark |

## Der Wasserwechsel

Damit es dem Fisch wieder gut geht, sollten Sie einen „Wasserwechsel" vornehmen. Das bedeutet, dass Sie Ihr Abflusssystem anregen sollten, viel Wasser auszuscheiden. Das geht am besten, wenn Sie viel reinigende Flüssigkeit trinken.

**Ein Basen-Beispieltag:**
Mindestens drei Liter am Tag trinken:
1,5 Liter Kräutertee (Brennnessel)
0,5 Liter Tee (Grüner, Schwarzer, Früchte, Hafer)
0,1 Liter Zitronensaft, gemischt in 1 Liter stillem Mineralwasser
0,5 Liter Gemüsesaft (Rote Beete oder Sauerkrautsaft)

Außerdem sollten Sie wenige Nährstoffe zuführen, die bereits im Bindegewebe gespeichert sind („rote Farbe"). Führen Sie besser Nährstoffe zu, die innerhalb der Zelle gespeichert werden, Nährstoffe, von denen wir zu wenig aufnehmen („weiße Farbe"). Man bezeichnet sie auch als basische Lebensmittel.
Welches Lebensmittel wie stark basisch wirkt, wird mit dem PRAL-Wert angegeben. Dahinter verbirgt sich die „Potenzielle renale Säurebelastung", mit der die Belastung der Niere durch das Lebensmittel gemessen wird.
Die folgende Tabelle gibt eine Übersicht. Einen Beispielplan finden Sie im Ernährungsteil beim schnellen Stoffwechsel.

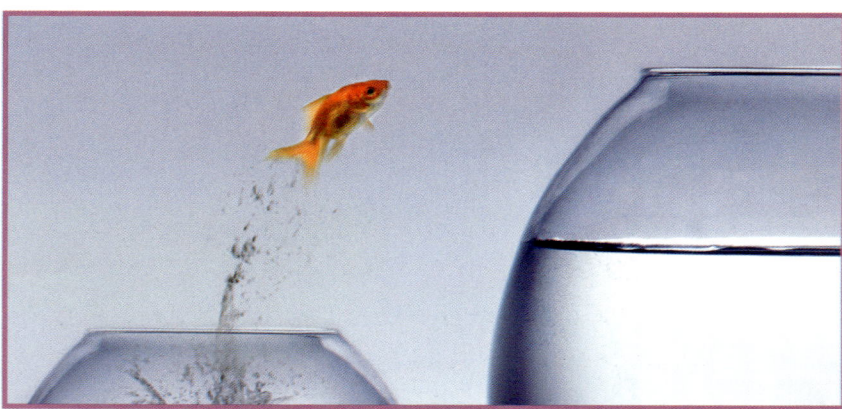

| Säurebildend (eigentlich alles, was gut schmeckt…) | Neutral | Basenbildend |
|---|---|---|
| Alkohol | Fisch | Volles Getreide, gekocht |
| Brot, Vollkornbrot | Geflügel | Gemüse |
| Nudeln | Milch | Sprossen |
| Kuchen | Fleisch | Salat |
| Kekse, Gebäck | Rind, Lamm | Eier |
| Pommes | Käse | Nüsse |
| Fertigprodukte | Bratkartoffeln | Oliven |
| Süßigkeiten generell | Heimisches Obst | Beeren |
| Unreifes Obst | | Gekochtes Obst |
| Softdrinks | | Trockenobst (Vorsicht: viele Kalorien) |
| Dosenware | | Tee |
| Zucker allgemein | | Warmes Wasser |
| Saucen | | Ungesättigte Öle |
| Joghurt | | Eintöpfe |
| Wurst | | Suppen |
| Reis | | Gekochte Kartoffeln |
| Kaffee | | |
| Mineralwasser mit Kohlensäure | | |

Abbildung: Säure- und basenbildende Lebensmittel im Organismus (aus Figurwell e-scan Schulungsunterlagen)

*Es wird dich nerven, nicht wie gewohnt deine Lieblingsspeisen essen zu dürfen. Aber es wird dich weit mehr nerven, in einem Körper gefangen zu sein, den du nicht magst. Du hast die Wahl!*

## Was ist das eigentlich, Stoffwechsel?

Haben Sie schon einmal versucht abzunehmen? Dann sind Sie in guter Gesellschaft. Die meisten Bemühungen schlagen jedoch fehl oder anfängliche Diäterfolge können nicht gehalten werden. Zu raffiniert ist scheinbar unser Organismus. Oder sagen wir lieber, er ist über viele tausend Jahre auf Überleben programmiert. Sie essen weniger? In Ordnung, dann verbraucht der Körper einfach weniger. Sie essen mehr? Dann nehmen Sie wahrscheinlich gleich zu, was die Waage unbarmherzig beweist. Es gibt nur einen Ausweg: Sie müssen in einen regelmäßigen Fettstoffwechsel gelangen. Das bedeutet, Sie holen sich die tägliche Energie überwiegend aus dem Körperfett und weniger aus den Kohlenhydraten der Nahrung. Nur dann verlieren Sie auf natürliche Weise Körpergewicht und fühlen sich vital.

Stoffwechsel bedeutet: Stoffe werden gewechselt. Was macht der Fisch also aus dem Futter? Er macht daraus unter Zuhilfenahme des Sauerstoffs Energie oder er lagert die Nahrung als Fett ein. In seltenen Fällen scheidet er die Nahrung unverwertet wieder aus. Übertragen auf den Menschen kann man es so beschreiben: In unseren Zellen werden Nährstoffe und Sauerstoff in Lebensenergie umgewandelt. Es werden also Stoffe gewechselt, aus Nahrung wird Energie oder Baustoff. Wir können Energie aus Nahrung oder aus bereits gespeichertem Körperfett erzeugen. Jede Sekunde Leben ist nur deshalb möglich, weil Stoffwechselvorgänge ablaufen.

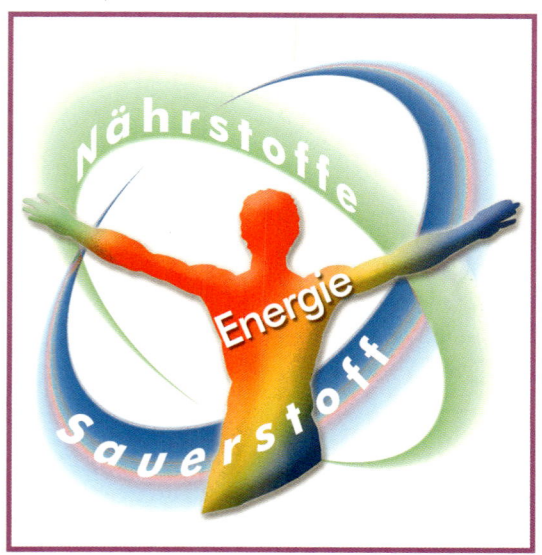

Beim Umwandlungsprozess entstehen Reststoffe, die unter anderem über die Atmung ausgeschieden werden. Wie effektiv der Stoffwechsel arbeitet, hängt davon ab, was und wie viel der Körper als Reststoff ausscheidet. Vergleichbar ist das mit der Abgasuntersuchung beim Auto. Ist der Motor sauber und gut eingestellt, so wird die Energie (Benzin) optimal verbrannt und es entstehen weniger Abgase. Das Auto hat volle Leistung und verbraucht weniger. Zudem erhöht dies auch die Laufleistung (Lebensdauer) des Motors.

Viele Leute sagen, sie hätten einen langsamen Stoffwechsel und beneideten Menschen mit einem schnelleren. Doch beides ist nicht gut. Ich werde Ihnen auf den nächsten Seiten den normalen, den langsamen und den schnellen Stoffwechsel vorstellen. Eins vorab: Auch Personen mit einem schnellen Stoffwechsel haben Probleme bei der Gewichtsreduktion.

## Stoffwechsel bildhaft: Der Körper als Kaminofen

Nehmen wir an, der Körper sei ein Kaminofen. In den Kaminofen geben wir gut getrocknetes Holz zur Verbrennung. Wir zünden das Holz an, lassen aber die Luftzufuhr des Kamins geschlossen. Was passiert? Das Holz brennt nicht. Sobald wir die Luftzufuhr öffnen, brennt das Holz wunderbar und hinterlässt nur wenig Asche. Dies entspräche dann einem optimalen Stoffwechsel.

Vielleicht brennt der Kamin aber nicht so gut, weil das Holz feucht war. Die Folge ist, dass viel Asche und Ruß gebildet werden. Der Kamin heizt nicht so gut und muss öfter gereinigt werden.

Zurück zum menschlichen Körper. Was bedeutet unser Beispiel für die abnahmewillige Person? Es sollte eine Stoffwechselmessung durchgeführt werden. So kann schnell und ohne Blutabnahme bestimmt werden, wie der Stoffwechsel läuft. Vielleicht gibt es bei Ihnen in der Nähe diese Möglichkeit.

Auch wenn Sie keine Möglichkeit dazu haben, können Sie anhand der aufgeführten Symptome erkennen, wie Ihr Stoffwechsel läuft. Bei Interesse an einer Fettstoffwechselanalyse können Sie mir auch eine E-Mail schreiben: andreas.scholz@figurmacher.de

## Ablauf einer Stoffwechselmessung

Um den menschlichen Stoffwechsel genau und umfangreich analysieren zu können, wird die Atemluft mit einem Stoffwechselmessgerät gemessen. Dieses Verfahren ist anerkannt und wird in der Wissenschaft als indirekte Kaloriemetrie bezeichnet. Dazu wird in ruhiger Sitzposition über ein Mundstück ca. 3 bis 5 Minuten ein- und ausgeatmet. Feine Sensoren messen während des Zeitraums das Atemgas und übermitteln die Daten an eine speziell konzipierte Software. Im Anschluss erhält die gemessene Person eine leicht verständliche Auswertung nach dem Ampelprinzip und Empfehlungen zum Ausgleich eventuell ermittelter Defizite. Das Gerät verfügt über $CO_2$- und $O_2$-Mess-Sensoren. Dadurch kann auch das Brennstoffprofil, also welchen Anteil von Zucker und Fett der Organismus zur Energiegewinnung verwendet, ermittelt werden. Außerdem lässt sich dadurch ein weiterer sehr wichtiger Wert erkennen, nämlich wie viel wertvoller Sauerstoff aus der eingeatmeten Luft tatsächlich in den Zellen ankommt. Die Stoffwechselmessung findet im Ruhezustand statt.

## Beispiel einer Stoffwechselumstellung

**Zusammenfassung Stoffwechsel**

| | aktuelle Werte | optimale Werte |
|---|---|---|
| Stoffwechselindex | 3 | 9 - 10 |
| Stoffwechselleistung | 148 % | 90 - 110 % |
| | 1976 Kcal | 1339 Kcal |
| Respirationsquotient | 1,32 | 0,71 - 0,80 |
| Zuckerverbrennung | 179 % | 4 - 40 % |
| Fettverbrennung | 0 % | 95 - 60 % |
| FEO2-Wert | 17,82 % | 15,01 - 16 % |
| FECO2-Wert | 3,92 % | 3,00 - 4,00 % |
| Atemfrequenz | 7 / min | 5 - 10 / min |
| Ausgeatmetes Volumen | 1,48 l | 0,48 l |

**Zusammenfassung Stoffwechsel**

| | aktuelle Werte | optimale Werte |
|---|---|---|
| Stoffwechselindex | 9 | 9 - 10 |
| Stoffwechselleistung | 108 % | 90 - 110 % |
| | 1432 Kcal | 1320 Kcal |
| Respirationsquotient | 0,77 | 0,71 - 0,80 |
| Zuckerverbrennung | 24 % | 4 - 40 % |
| Fettverbrennung | 76 % | 95 - 60 % |
| FEO2-Wert | 15,91 % | 15,01 - 16 % |
| FECO2-Wert | 4,11 % | 3,00 - 4,00 % |
| Atemfrequenz | 8 / min | 5 - 10 / min |
| Ausgeatmetes Volumen | 0,60 l | 0,48 l |

Diese Gegenüberstellung zeigt eine Person vor und nach der Stoffwechseldiät. Der Zeitraum beträgt drei Wochen. Anfangs wurde nur Zucker verbrannt (179 %) und die Person hatte sehr viel Stress und Heißhungerattacken. Das ausgeatmete Volumen war zu hoch, der Fisch war genervt und hat nach Luft geschnappt. Der $FEO_2$-Wert, also die Sauerstoffaufnahme, war sehr schlecht, weshalb nur Zucker verbrannt werden konnte. Fettverbrennung = 0 %.

Nach der Umstellung der Ernährung in Verbindung mit pulskontrolliertem Training betrug die Fettverbrennung 76 %, die Zuckerverbrennung betrug 24 %. Besser geht es nicht. Die Sauerstoffaufnahme in den Zellen war bestens, sodass der Fisch nicht mehr so nach Luft schnappen musste.

Die Testperson verliert jetzt Gewicht und das Risiko, an Diabetes zu erkranken, hat sich stark minimiert.

### Eine typische Frage aus dem Fitness-Studio:

Welches Training bzw. welches Trainingsgerät verbrennt die meisten Kalorien? Hierzu gibt es viele Untersuchungen und Tabellen. Ich glaube, das Training auf dem Rudergerät verbrennt viele Kalorien. Es ist aber egal, welches Training am meisten Kalorien verbrennt. Denn die Woche hat 168 Stunden und wirklich trainiert wird vielleicht drei Stunden, es bleiben also 165 Stunden übrig. Entscheidend ist, wie viele bzw. welche Kalorien in dieser Zeit verbrannt werden: Fettkalorien oder Zuckerkalorien? Der Grundumsatz und die Anteile der Fett- oder Zuckerkalorien sind entscheidend!

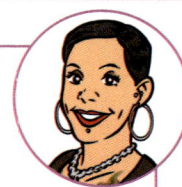

## Motivations-Tipp: **Löwenmut**

Es gibt eine Person, die mich unglaublich motiviert hat. Ich habe diese Person nie getroffen, weder kenne ich sie persönlich noch kennt sie mich. Dennoch wäre ich ohne das, was ich von ihr weiß, heute wohl nicht da, wo ich bin. Es handelt sich um die Mutter eines Freundes. Als mein Freund noch ein Säugling war, verließ seine Mutter ihren gewalttätigen Mann unter Einsatz ihres Lebens mit dem Baby auf dem Arm – ohne finanzielle Mittel, ohne Unterstützung, aber mit jeder Menge Mut und Träumen von einer erfüllteren Zukunft für sich und ihren Sohn. Das war vor über 35 Jahren und fernab eines sozialen Systems, wie wir es in Deutschland glücklicherweise haben. Ihr Mut hat sich ausbezahlt. Sie ist Lehrerin geworden und ihr Sohn gehört zu den wundervollsten und wichtigsten Menschen, denen ich in meinem Leben bisher begegnen durfte.

Zwar blieben mir spektakuläre Fluchtaktionen wie diese bisher erspart, dennoch gab es auch in meinem Leben Situationen, in denen ich wohl weniger Mut oder Kraft gehabt hätte, hätte ich mir nicht die Geschichte meines Freundes in Erinnerung rufen können. „Wenn sie es geschafft hat, dann schaffe ich es auch!", sage ich mir in manchen Momenten – und siehe da, es stimmt!

Wie man sieht, beeinflusst unser Verhalten immer wieder auch Menschen, die wir nicht einmal kennen. Umso wichtiger ist es also, das Beste aus unserem Leben zu machen. Hätte sie damals keinen Mut bewiesen, wäre ihr Leben anders verlaufen. Ihr Sohn wäre nicht geworden, wer er heute ist und andere Menschen würden sie wohl eher bemitleiden als bewundern.

## Erläuterung der Nahrungsinduzierten Thermogenese (NIT)

Die Nahrungsinduzierte Thermogenese (NIT) bezeichnet die Energie, die nach der Nahrungsaufnahme für die Verdauungsarbeit verbraucht wird. Der Energieaufwand für die Aufnahme, den Transport und die Verdauung der Nährstoffe bewirkt eine Steigerung des Gesamtumsatzes. Die NIT hängt von Art und Menge der aufgenommenen Nahrung ab. Dieser Verdauungsverlust beträgt etwa 8–15 % der in der aufgenommenen Nahrung enthaltenen Energie und entspricht 2–3 % der mit Fett, 6–8 % der mit Kohlenhydraten und 16–25 % der mit Proteinen aufgenommenen Energiemenge. Nach proteinhaltigen

Mahlzeiten hält die NIT etwa doppelt so lange an, wie nach einer kohlenhydratreichen und fettreichen Mahlzeit. Man geht dabei von der Erfahrung aus, dass die Körpertemperatur und die Temperaturabgabe an die Umgebung nach der Nahrungsaufnahme zunehmen. Der Gesamtumsatz des Menschen wird neben dem Grundumsatz vorwiegend durch den Leistungsumsatz und der NIT bestimmt. Da wir in der Nacht den höchsten Anteil der Fettfreisetzung erreichen, ist es möglich, die benötigte Energie zur Spaltung der Eiweiße aus den freien Fettsäuren zu gewinnen und somit den körpereigenen Fettabbau zu unterstützen.

**Fazit: Eiweiß macht schlank!**

Besonders vor dem Schlafengehen steigert die Zufuhr von Eiweiß die Fettverbrennung im Ruhezustand.

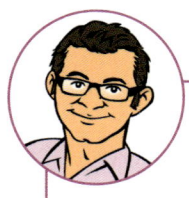

**Mein Tipp:**

Ein kleiner Eiweißshake
oder 200 g Quark mit 10 Walnüssen
oder 100 g Putenbrust vor dem Schlafengehen machen schön und schlank.

Damit ist diese Messung nicht nur eine Momentaufnahme, sondern spiegelt ein Ernährungs- und Lebensprofil der letzten Tage wider, um Probleme beim Abnehmen und der Gesundheit zu analysieren. Es ist erstaunlich, was alles gemessen werden kann bzw. was alles dabei heraus kommt. Meine Mitarbeiter und ich haben es ausprobiert. Selbst wenn man Tage vor der Messung zu viel Kuchen gegessen hat, so ist das noch Tage später im Brennstoffprofil sichtbar.

**Nach der Messung erhalten Sie Auskunft über folgende Werte:**
• Abnehmblockaden
• Kalorienruheumsatz
• Kalorien-/Energiebedarf
• Effektivität Ihres Stoffwechsels
• Anteilige Zucker-/Fettverbrennung
• Sauerstoffaufnahmefähigkeit der Zellen

Besonders die anteilige Zucker- oder Fettverbrennung gibt eine wertvolle Auskunft, um zu bestimmen, warum es mit der Gewichtsabnahme nicht weitergeht. Wird nur Zucker verbrannt, dann ist eine Gewichtsreduktion nicht möglich. Am besten klappt es, wenn die Zuckerverbrennung einen Anteil von 20–40 % besitzt und die restliche Energie aus dem Fett kommt.

Weitere Ursachen könnten sein: Entweder die „Luftzufuhr" stimmt nicht oder der Körper hat im Laufe der Jahre „Ruß" angesetzt. Manche sprechen in diesem Zusammenhang auch von Schlacken. Auch dies zeigt die Messung an. Mit Hilfe des richtigen Trainings können Sie die Sauerstoffzufuhr zu Ihrem „Fisch" erhöhen.

### Wichtig zu wissen:

Keine Zelle wird direkt von einer Blutader versorgt. Die Zellen holen sich ihre Nährstoffe aus der Zwischenzellflüssigkeit. Der Wissenschaftler sagt dazu: Interstitium. Die Adern reichen auch nicht bis in die Zwischenzellflüssigkeit, sondern nur ganz kleine feine Enden, die sogenannten Kapillare. Es ist wichtig, dass diese feinen Enden so weit wie möglich zu den Zellen bzw. in die Zwischenzellflüssigkeit gelangen. Wenn Sie z. B. beim Training keine Durchblutung in den trainierten Muskeln spüren oder wenn Sie spüren, dass das Training schon lange keine Fortschritte mehr bringt, vor allem der Fettabbau zum Erliegen kommt, dann ist es Zeit für eine „Kapillarisierungsphase". Das bedeutet, dass man den Weg frei macht für die Nährstoffe zum „Fisch".

---

**Wie macht man den Weg frei? Ganz einfach. Folgende Trainings-parameter sollten Sie für 16 Trainingseinheiten einhalten:**

2er-Split

Training 4 x pro Woche (jeder Muskel 2 x wöchentlich)

1 Übung pro Muskel

20 Wiederholungen

4 Sätze pro Übung mit gleich bleibendem Gewicht

Kadenz: 2-0-2, TUT: ca. 80 Sekunden

Alle Sätze einer Übung werden hintereinander durchgeführt.

Satzpause ca. eine Minute

---

### Kadenz:

Die Kadenz beschreibt die Dauer der jeweiligen Bewegung, die negative Phase (exzentrisch), die Kontraktion (isometrisch) und die positive Phase (konzentrisch). Beispielsweise beim Bankdrücken: Das Herablassen des Gewichts ist die negative Phase, das Hochdrücken die positive Phase und das Halten des Gewichts in der Anspannung ist die Kontraktionsphase.

2-0-2 bedeutet, gleichmäßig zu trainieren. Zwei Sekunden runter, keine Pause und zwei Sekunden hoch in einer durchgehenden Bewegungen, nicht stoppen.

### TUT (Time Under Tension):

Time Under Tension gibt an, wie lange sich der Muskel während des Satzes unter Spannung befindet, also die Satzdauer. Nehmen Sie sich eine Stoppuhr mit. 80 Sekunden lang zu trainieren ist anstrengend, macht aber den Weg frei für die Nährstoffe.

Befolgen Sie den folgenden Trainingsplan für 16 Trainingseinheiten. In den ersten Tagen wird es mächtig brennen, weil der Weg erst einmal frei werden muss.

### Was mache ich, wenn es keine Möglichkeit der Stoffwechselmessung in meiner Nähe gibt?

Sie können Ihren Stoffwechsel auch anhand der Körpertemperatur messen. Eine genaue Anleitung dazu finden Sie im Buch „Der Figurmacher".
Wenn Sie morgens eine Temperatur von unter 36,5 Grad besitzen, ist Ihr Stoffwechsel eingeschlafen. Vielleicht haben Sie auch eine nicht erkannte Schilddrüsenunterfunktion. Ein Temperaturabfall um nur 1 °C senkt die Stoffwechselrate um 6 %. Es ist in so einem Fall beim Menschen nicht ungewöhnlich, dass die Körpertemperatur um 2–4 °C niedriger liegt als normal, woraus sich ein Rückgang aller Stoffwechselprozesse um 12–14 % ergibt. Müdigkeit und Gewichtsprobleme sind die Folgen.

Ob Sie einen normalen, langsamen oder schnellen Stoffwechsel haben, können Sie auch anhand unserer Checkliste feststellen.

| Montag | Dienstag | Mittwoch | Donnerstag | Freitag | Samstag |
|---|---|---|---|---|---|
| **Brust**<br>**Lat**<br>**Arme** | **Schulter**<br>**Beine**<br>**Bauch** | **Frei oder**<br>**Cardio** | **Brust**<br>**Lat**<br>**Arme** | **Schulter**<br>**Beine**<br>**Bauch** | **Frei oder**<br>**Cardio** |
| Bankdrücken, auch an der Maschine oder Multipresse | Drücken an der Maschine oder mit der Langhantel (Frontdrücken) | | Schrägbankdrücken mit der Kurzhantel | Rudern, aufrecht mit der Lang- oder Kurzhantel | |
| Latziehen breit zur Brust | Beinpresse oder Kniebeugen | | Rudern, sitzend an der Maschine | Beinpresse oder Kniebeugen | |
| Trizepsdrücken am Kabel | Beincurls sitzend | | Trizepsdrücken mit der SZ-Stange (Stirnpressen) | Beincurls liegend | |
| Bizepscurls an der Maschine oder mit der Langhantel | Wadenheben sitzend | | Hammercurls mit der Kurzhantel | Wadenheben an der Beinpresse | |
| | Beinheben | | | Crunches | |

Bitte, bitte hör auf! Siehst du denn nicht, dass du mir weh tust?
Jeder Bissen Fast Food, den du zu dir nimmst, macht mich langsamer, kranker und schwächer. Bitte hör auf mich zu quälen. Ich flehe dich an, bitte hör auf, mich zu missbrauchen!
Hochachtungsvoll, dein Körper

## Wie viele Kalorien verbrenne ICH?

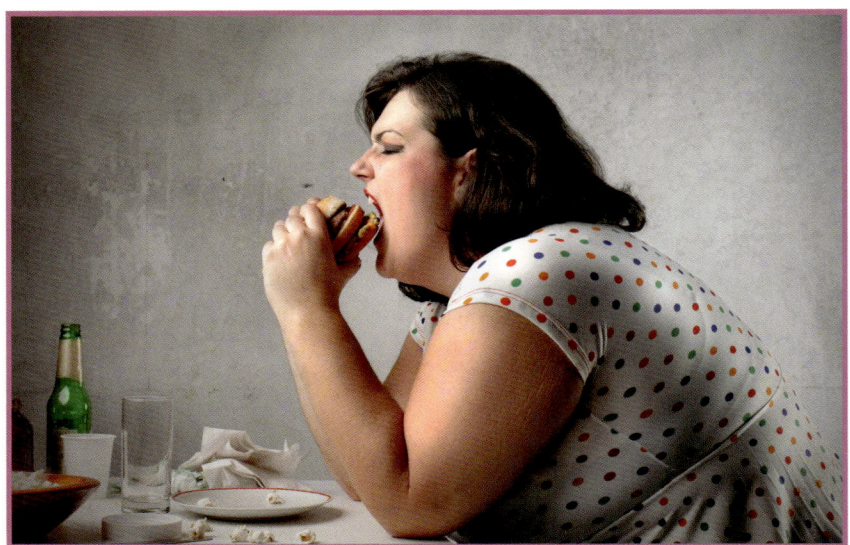

Bevor wir uns mit diesem Thema beschäftigen, ein ganz wichtiges Gesetz: Sie können in einer Stunde mehr Kalorien essen als verbrennen.

Beispiel: Ein Dönerteller mit Pommes und Cola hat ca. 1200 Kilokalorien. Ich brauche maximal 10 Minuten, um den Teller leer zu essen. Wie lange brauche ich, um 1200 Kilokalorien zu verbrennen? Wahrscheinlich bis zu drei Stunden. Wer 10 Minuten auf höchster Stufe auf dem Ergometer fährt, hätte einen Kalorienbedarf von maximal 200 Kilokalorien.

Ein häufig begangener Fehler: „Dick durch Training". Viele Personen überschätzen den Kalorienverbrauch und gehen nach dem Training an den Kühlschrank und essen sprich-wörtlich alles, was nicht mehr weglaufen kann. Häufig mehr als beim Training verbrannt wurde. Ich zeige Ihnen später noch ein Diagramm dazu.

### Wie viele Kalorien darf ich also zuführen?

Das ist auch eine sehr beliebte Frage im und außerhalb des Fitness-Studios. Hierzu gibt es viele Formeln oder man versucht es nach der „Trial and Error"-Methode. Man führt eine bestimmte Energiemenge zu und beobachtet, was passiert. Geht das Gewicht rauf oder runter?

Ein Anhaltspunkt kann die Körperzusammensetzung sein.

| | Aktueller Test | Vergleichstest | Differenz |
|---|---|---|---|
| Testdatum | 27.04.2009 | 27.01.2009 | |
| Gewicht in kg | 63,70 | 61,70 | +2,00 |
| BMI | 22,60 | 21,90 | +0,70 |
| Broca Index | 1,01 | 0,98 | +0,03 |
| Broca Gewicht in kg | 63,00 | 63,00 | +0,00 |
| Körperfett in % | 15,50 | 19,30 | -3,80 |
| Fettmasse in kg | 9,90 | 11,90 | -2,00 |
| Muskelmasse in kg | 51,20 | 49,50 | +1,70 |
| Bauchumfang in cm | 71,00 | 71,00 | +0,00 |
| Hüftumfang in cm | 97,00 | 94,00 | +3,00 |
| Waist to Hip | 0,73 | 0,76 | -0,03 |
| Körperwasser l/kg | 40,30 | 37,10 | +3,20 |
| Grundumsatz in kcal | 1543,00 | 1506,00 | +37,00 |
| Reservefett in kcal | 74051,00 | 89311,00 | -15260,00 |

In der obigen Tabelle sehen Sie die Daten einer meiner Kundinnen. Die Dame wog zu Beginn unseres Trainings 61,70 kg. Nach drei Monaten betrug das Gewicht 63,70 kg. Sie hat also zwei Kilogramm zugenommen, aber zwei Kilogramm Fett verloren und 1,7 kg Muskeln aufgebaut. Der Grundumsatz hat sich um 37 Kilokalorien pro Tag erhöht.

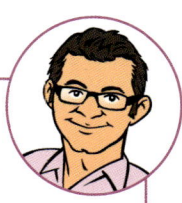

**Mein Tipp:** Wenn Sie Ihren Grundumsatz ausrechnen wollen, dann machen Sie als erstes eine Bestimmung der Körperzusammensetzung. Nehmen Sie die Muskelmasse und multiplizieren Sie sie mit dem Faktor 30 (gerundet), dann erhalten Sie die Kalorienmenge, die Sie nicht unterschreiten sollten.

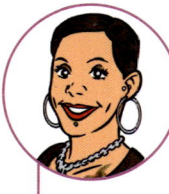

**Motivations-Tipp:** „Schnell, schnell, wir müssen los!"

Heute geht man nicht mehr Essen, man isst im Gehen. Was nicht mobil ist, scheint nicht praktisch zu sein. Und selbst was eigentlich bereits mobil ist, zum Beispiel Bücher, wird nach Möglichkeit noch in elektronischer Form verkauft.

Pfannkuchenteig mischt man heutzutage nicht mehr liebevoll mit Eiern, Mehl und Milch an, sondern schüttelt sich einen aus der Flasche mit der Teigmischung, der man nur Milch zufügen muss. Das geht schneller. Ebenso wie Kuchenfertigmischungen und vieles mehr. Viele dieser neuzeitlichen Errungenschaften sind sicherlich praktisch und erleichtern in gewissen Momenten das Leben, und ja, auch ich greife ab und an gern auf sie zurück. Aber immer öfter gönne ich mir selbst den Luxus, das Handy einmal auszuschalten oder zumindest stumm geschaltet in meine Handtasche zu verbannen, den Laptop durch ein gutes Buch zu ersetzen, meine Lieblings-CD zu hören statt Horror-Nachrichten zu lauschen. Ich nehme mir Zeit um in aller Ruhe mit meiner Tochter zu kochen – weil es eben seine Zeit braucht, mit Liebe zu kochen. Und ich versuche mir Zeit zu nehmen, wenn ich merke, wie ich oft von A nach B hetze mit Naomi im Schlepptau.

Mut zum Genießen, Zeit nehmen zum Zeit haben, Essen statt Schlingen und Schmecken statt Runterwürgen – das ist heutzutage Luxus, und den sollten wir uns eigentlich viel öfter gönnen – weil wir es uns wert sind.

Die Arme haben Fett verloren (-0,9 bis -1,9 %), sind aber nicht dicker geworden bzw. es wurden keine „Muskelberge" aufgebaut. Im Bauchbereich hat die Dame 4,2 % Fett verloren und 1,1 % Muskeln aufgebaut. An den Beinen hat sie deutlich Fett verloren (-3,7 bis -3,9 %) Sie hat etwas Muskeln an den Beinen aufgebaut. Jetzt sind sie schön straff und frei von Cellulite.

## Wenn Sie es ganz genau wissen wollen

Jeder Tag ist anders. Es kommt darauf an, wie viel Sie arbeiten müssen, wie viel Sport Sie treiben oder wie Sie schlafen. Um es genau zu berechnen, sollten Sie sich für eine

Woche ein sogenanntes Sensewear-Armband mieten (www.andreasscholz.biz). Es ist schwer, sein Körpergewicht zu reduzieren, zu halten oder zu erhöhen, wenn man weder den Input noch den Output genau kennt. Die heutige Technik bietet uns erstmals eine einfache und praxistaugliche Möglichkeit, die Menge der Energie (kcal) zu ermitteln, die Sie in Ihrem Alltag tatsächlich verbrauchen. Wir können weiterhin bestimmen, wie der Ist-Zustand Ihres Stoffwechsels ist. Es lässt sich ermitteln, wie Sie „brennen".

Weitere interessante Werte sind Ihre Liege- und Schlafzeiten. Hieraus erkennen wir die Qualität der Regenerationsfähigkeit, also wie der Körper das, was er tagsüber erfährt, in der Nacht verarbeiten kann. Weiterhin ist die Schlafphase zum Gewichtsmanagement interessant, da der Körper besonders in der Schlafphase das Hormon Leptin ausschüttet, das die Gewichtsreduktion positiv beeinflusst.

Das Armband ist so gebaut, dass Sie es 24 Stunden am Tag tragen können, es reagiert lediglich empfindlich auf Wasser. Spritzwasser ist kein Thema, sollte das Wetter beim Walking oder Jogging mal etwas feuchter werden, macht es dem Armband nichts aus. Beim Duschen, Baden oder Schwimmen darf es aber nicht getragen werden. Das Armband aktiviert sich beim Anlegen selbst und schaltet sich beim Ablegen ab. Sie müssen nur die Armbandlänge so einstellen, dass Sie es spätestens nach 30 Minuten nicht mehr spüren.

Das Gerät ermittelt während der gesamten Tragezeit mit verschieden Sensoren Daten und speichert sie. Es erkennt, ob Sie liegen oder stehen, ob Sie still stehen oder sich fortbewegen, ob Sie sich anstrengen oder entspannen.

Wer abnehmen möchte, muss mehr Kalorien verbrennen, als er aufnimmt. Das ist sicher nichts Neues. Doch wie verbrenne ich mehr Kalorien bzw. mit welcher Sportart?
Für den Muskelerhalt ist Muskeltraining das Training erster Wahl. Zur Fettverbrennung müssen Sie eine Form des Ausdauertrainings durchführen. Doch welche Form ist die Beste für SIE? Finden Sie es heraus mit dem Sensewear-Armband.

So geht's: Vor dem Sport legen Sie das Sensewear-Armband am Oberarm an und drücken auf den Markierungsknopf. Es misst dann den Kalorienverbrauch der Trainingseinheit. So können Sie z. B. Montags einen Kurs besuchen und am Dienstag auf dem Ergometer eine Intervalleinheit absolvieren usw. Nach Auswertung des Armbandes wissen Sie, welche Sportart bei Ihnen persönlich die meisten Kalorien verbrennt. Das Sensewear-Armband können Sie bei uns leihen, wir analysieren dann auch Ihre Daten.

**So funktioniert das Sensewear-Armband:**

**Hautleitwert:**
Wenn Sie schwitzen, erhöht sich die elektrische Leitfähigkeit der Haut. Dieser Messwert gbt darüber Auskunft, wie aktiv Sie sind.

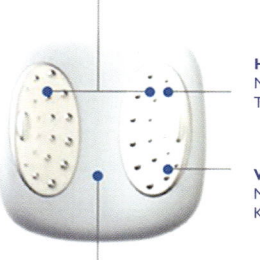

**Hauttemperatur:**
Misst die oberflächliche Temperatur des Körpers.

**Wärmeaustausch:**
Misst die Rate, mit der Ihr Körper Wärme abgibt.

**3-Achsen-Beschleunigungsmesser:**
Misst Ihre Bewegungsaktivität und die Schritte, die Sie gehen.

## Einige Beispiele aus der Praxis:

45 Minuten Radfahren

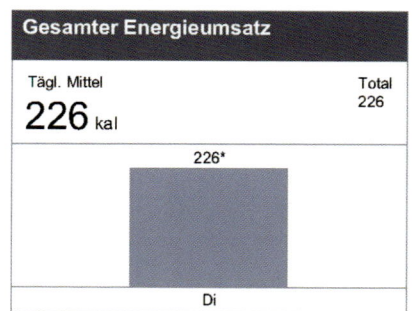

**Gesamter Energieumsatz**

| Tägl. Mittel | Total |
| --- | --- |
| **226** kal | 226 |

226*

Di

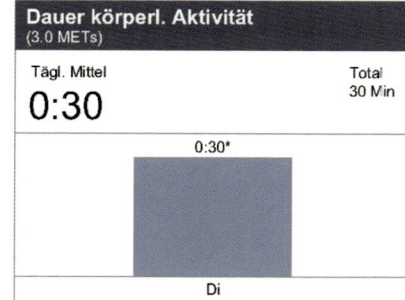

**Dauer körperl. Aktivität**
(3.0 METs)

| Tägl. Mittel | Total |
| --- | --- |
| **0:30** | 30 Min |

0:30*

Di

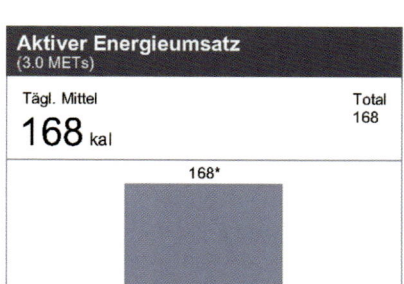

**Aktiver Energieumsatz**
(3.0 METs)

| Tägl. Mittel | Total |
| --- | --- |
| **168** kal | 168 |

168*

Di

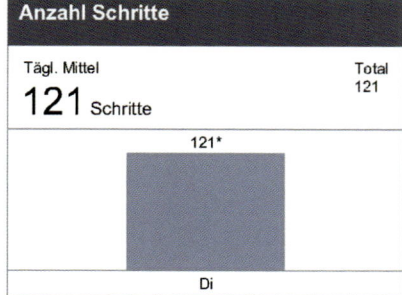

**Anzahl Schritte**

| Tägl. Mittel | Total |
| --- | --- |
| **121** Schritte | 121 |

121*

Di

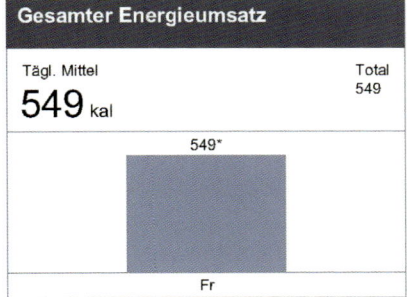

**Gesamter Energieumsatz**

Tägl. Mittel
**549** kal

Total
549

549*

Fr

Eine Stunde Jogging

**Dauer körperl. Aktivität**
(3.0 METs)

Tägl. Mittel
**1:01**

Total
1 Std 1 Min

1:01*

Fr

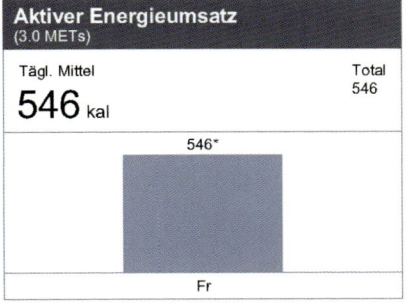

**Aktiver Energieumsatz**
(3.0 METs)

Tägl. Mittel
**546** kal

Total
546

546*

Fr

**Anzahl Schritte**

Tägl. Mittel
**8206** Schritte

Total
8206

8206*

Fr

**Gesamter Energieumsatz**

Tägl. Mittel
**181** kal

Total
181

181*

Sa

**Dauer körperl. Aktivität**
(3.0 METs)

Tägl. Mittel
**0:02**

Total
2 Min

0:02*

Sa

Eine Stunde und
45 Minuten Yoga

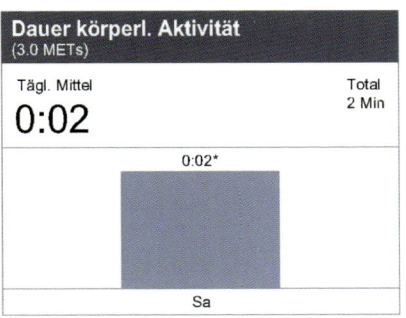

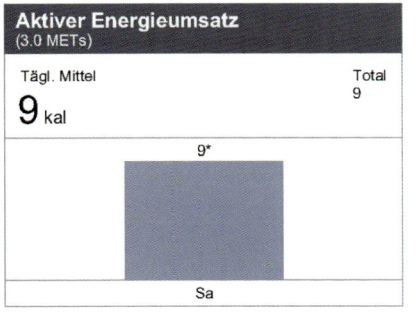

**Aktiver Energieumsatz**
(3.0 METs)

Tägl. Mittel
**9** kal

Total
9

9*

Sa

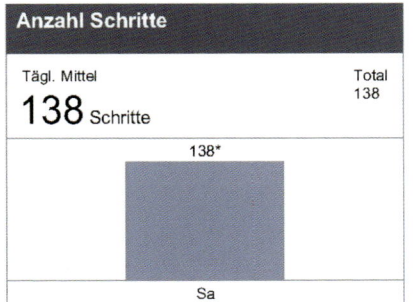

**Anzahl Schritte**

Tägl. Mittel
**138** Schritte

Total
138

138*

Sa

90 Minuten
Spinning

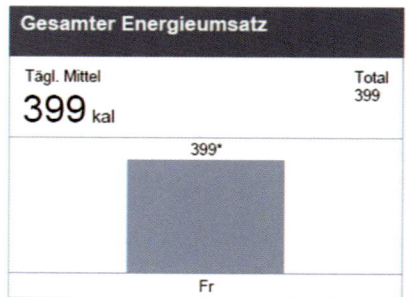

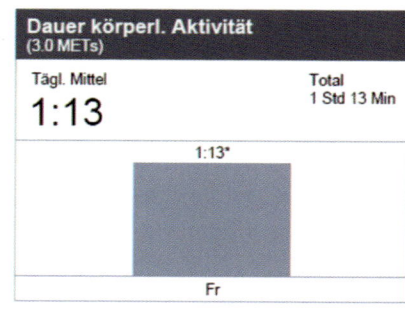

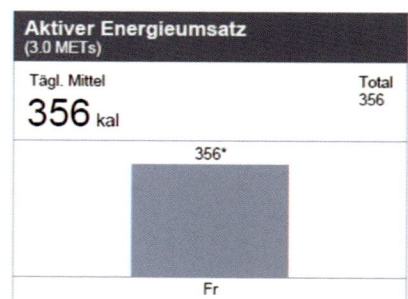

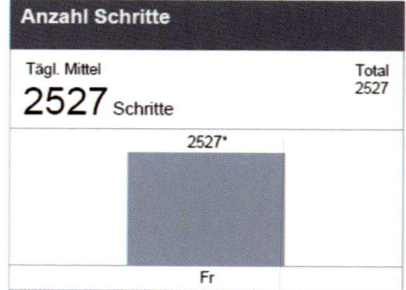

Was fällt auf? Herkömmliche Pulsuhren zeigen gerne einen Kalorienverbrauch von über 1000 Kilokalorien pro Stunde Spinning an. Wenn das so wäre, dann müssten die meisten Menschen im Studio sehr schnell an Gewicht verlieren. Das ist leider nicht so.

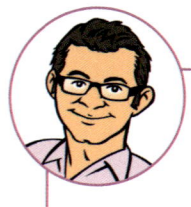

**Mein Tipp:** Finden Sie für sich persönlich die richtige Fettverbrennungssport-art heraus. Geben Sie alles an, was Sie gegessen haben, z. B. in FOOD DB (Ernäh-rungssoftware), um herauszufinden, ob Sie ein Kaloriendefizit haben oder nicht.
Mehr Info zu Sensewear® unter www.andreasscholz.biz.

Bestimmt denken Sie jetzt noch über die zwei Kilogramm Gewichtszunahme nach.
Okay, das verstehe ich. So haben sich die zwei kg verteilt:

## Welche Daten werden ermittelt?

|  | Beispieldaten |
|---|---|
| Gesamter Energieumsatz | 2.237 kcal |
| Durchschnitt METs | 1.5 |
| Anzahl Schritte | 4.512 |
| Aktiver Energieumsatz | 330 kcal |
| Dauer körperl. Aktivität | 0.58 h |
| Liegedauer | 7.28 h |
| Schlafdauer | 4.37 h |

METs = Metabolische Einheiten
1 MET = 1 kcal pro Stunde und pro kg Körpergewicht (kcal/h/kg)

Man kann die METs bei Menschen mit dem Kraftstoffverbrauch beim Auto (Liter pro
100 km) vergleichen. Je höher die METs, desto höher der Verbrauch bzw. die Aktivität.
Hier können Sie sehen, ob Sie wirklich intensiv trainieren.

| Aktivitäten | METs |
|---|---|
| Autofahren | 1,1 |
| Fernsehen | 1,0 |
| Bürotätigkeit | 1,2 |
| Hausarbeit | 2–4 |
| Rad fahren, langsam | 4,0 |
| Gehen (5–6 km/h, eben) | 4,1 |
| Gartenarbeit | 4,3 |
| Skilanglauf | 7–14 |
| Marathonlauf (Amateur) | 9,5 |
| Hochleistungssportler | 20 |

## Einige Beispiele aus der Praxis:

Eine Frau mit 105 kg Körpergewicht möchte abnehmen:

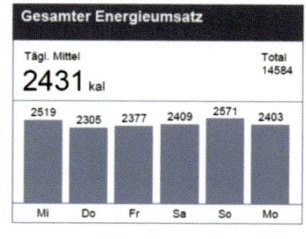
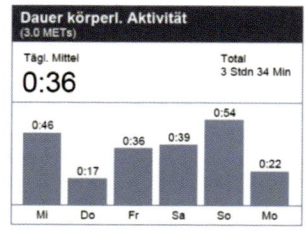
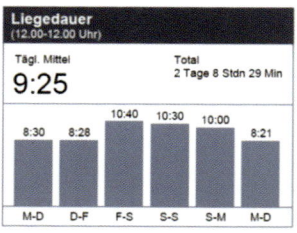

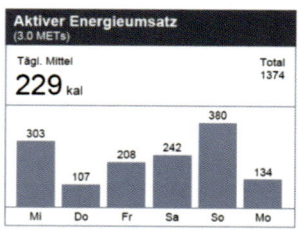
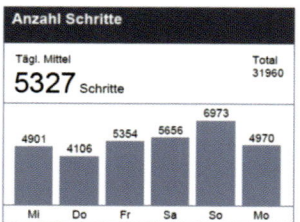
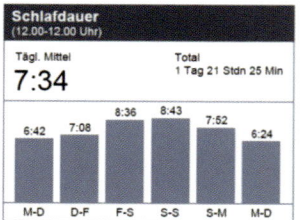

Wenig Verbrauch, wenig Sport, wenig Alltagsaktivität.

Eine Frau mit 61 kg möchte abnehmen

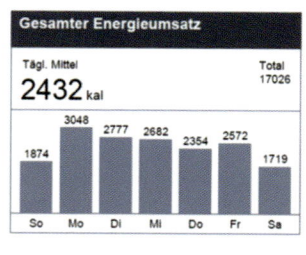
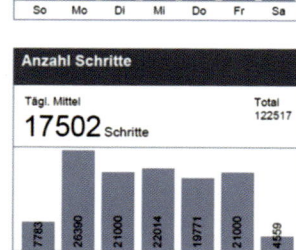
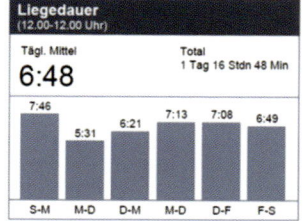

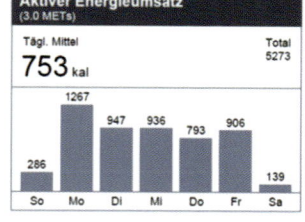
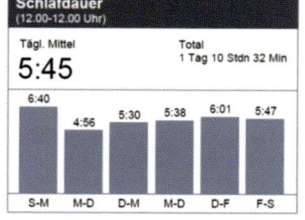

Fast der gleiche Gesamtverbrauch, aber viel mehr Sport und Alltagsaktivität.

## Die verschiedenen Stoffwechselzustände

Fast alle Menschen werden mit einem gesunden, normalen Stoffwechsel geboren. Im Laufe der Zeit kann es dazu kommen, dass unser Stoffwechsel entgleist. Die Folgen gehen von Übergewicht bis hin zu Krankheiten, wie z. B. Diabetes. Schuld daran ist in 99 % der Fälle die Ernährung.

Es wäre jetzt zu einfach, der Lebensmittelindustrie die Schuld für die falsche Ernährung zu geben. Die Ernährungsindustrie reagiert auf Trends und bringt meistens ungesunde Lebensmittel auf den Markt. Sie will und muss verkaufen. Das ist Marktwirtschaft. Es werden Fette verwendet, welche die Zellmembran verhärten und verhindern, dass Nährstoffe zu Ihrem Fisch gelangen. Die Nährstoffe gelangen nicht in die Zelle und können nicht verbrannt werden. Stattdessen verunreinigen sie das Wasser und bilden „Algen", die dann dem Fisch das Leben schwer machen. Die Folgen sind Stoffwechselkrankheiten und Übergewicht.

Das Problem liegt beim Menschen selbst. Lassen Sie mich Ihnen einige Ereignisse aus meinem Leben erzählen. Ich bin von Beruf Diplom-Ökotrophologe. Diplom, weil ich mal erfolgreich eine Diplomarbeit geschrieben habe. Der Titel war: „Veränderung der Körperzusammensetzung bei Fitness-Sportlern durch die Zufuhr von konjugierter Linolsäure (CLA)". Klingt erstmal fremd, war aber ganz einfach. Ich wollte wissen, wie sich die Körperzusammensetzung verändert, wenn man trainiert, richtig isst und dann dazu CLA nimmt oder ein Placebo. Das Ergebnis war, dass man mit CLA mehr Fett verliert als mit dem Placebo. CLA oder konjugierte Linolsäure ist ein Öl in Kapselform, das die Wiederaufnahme des Fetts in die Fettzelle verhindert. „Öko" kommt von hauswirtschaftlich, „troph" ist Griechisch und bedeutet Ernährung und „logie" bedeutet Lehre. Eigentlich ganz einfach. Wenn ich mit meiner Frau auf einen Empfang ihrer Firma gehe und sie mich mit Ökotrophologe vorstellt, dann kommt meistens: „Umwelt, wie wichtig!"

Ja, sage ich dann, Umwelt ist wichtig, aber ich bin Ernährungswissenschaftler. Es herrscht dann oft Schweigen. Meine Frau wird mit mitleidigen Blicken angeschaut und still hört man: „Du armes, armes Kind, du bekommst nur Körner und Salat zu essen". Ich habe es probiert. Nur Körner und Salat schmecken mir nicht und außerdem esse ich auch gerne Fleisch. Meistens höre ich noch: „Man weiß ja gar nicht mehr, was man essen soll – das ist ja alles so kompliziert". Dann wird das Buffet eröffnet. Jeder schaut mir auf den Teller. Was isst der denn, der hat es doch studiert …

Unaufgefordert kommen Frauen auf mich zu und zeigen mir ihren Teller: „Herr Scholz, normalerweise esse ich das alles gar nicht." Vor allem die, die etwas mehr auf den Rippen haben. „Ja, ich weiß, der Wind hat es draufgetragen."

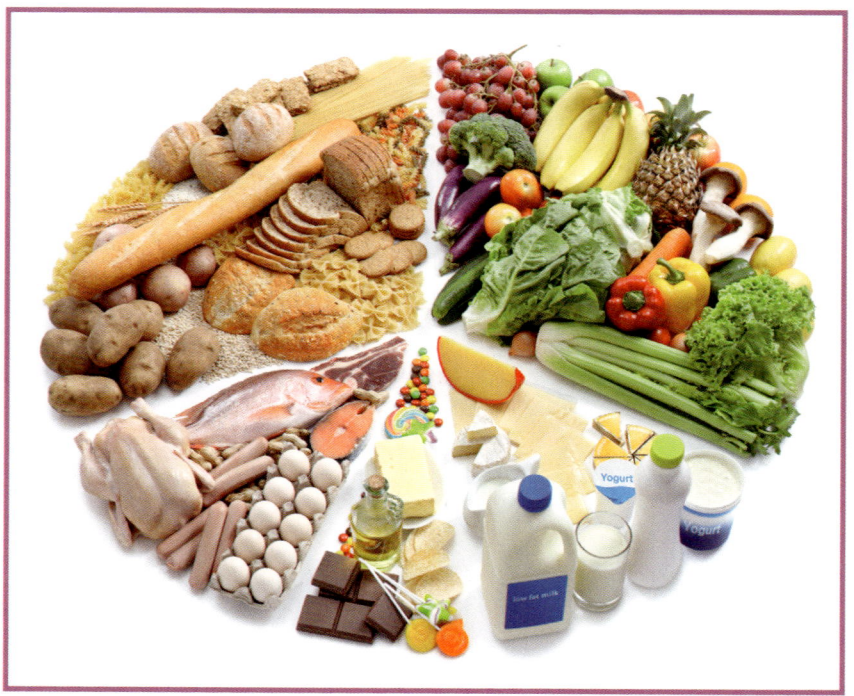

**Man weiß ja gar nicht mehr, was man essen soll …**

Nichts ist kompliziert, man muss sich nur dafür interessieren. Bei meiner letzten Lehrtätigkeit im Studieninstitut (www.ist.de) habe ich Folgendes erlebt: Zwei junge Männer betraten den Unterrichtsraum und hatten mich wohl nicht gesehen. Der eine Mann sagte: „Jetzt müssen wir hier zwei Tage abhängen und uns was über Ernährung anhören". Erst war ich etwas wütend, aber dann habe ich es als Herausforderung verstanden. Ich wollte die Klasse motivieren, vor allem den Mann, der „keinen Bock" hatte. Ich wollte die Klasse für Ernährung begeistern, sozusagen den Schweinehund umprogrammieren. In meinem Motivationsteil spreche ich immer von Eisbären. Das sind Typen, die nichts ändern und alles vor sich herschieben. Die Pinguine sind die Menschen, die abgehen, die begeistert sind und Veränderungen durchführen.

Ich habe es geschafft. Nach einigen provokanten und sarkastischen Sprüchen habe ich die Klasse motiviert, etwas mehr auf die Ernährung zu achten. Das denke ich, sollte jeder Lehrer machen: Seine Schüler motivieren, sich mit dem Thema Körper und Ernährung zu beschäftigen.

Folgende Bewertung habe ich bekommen:

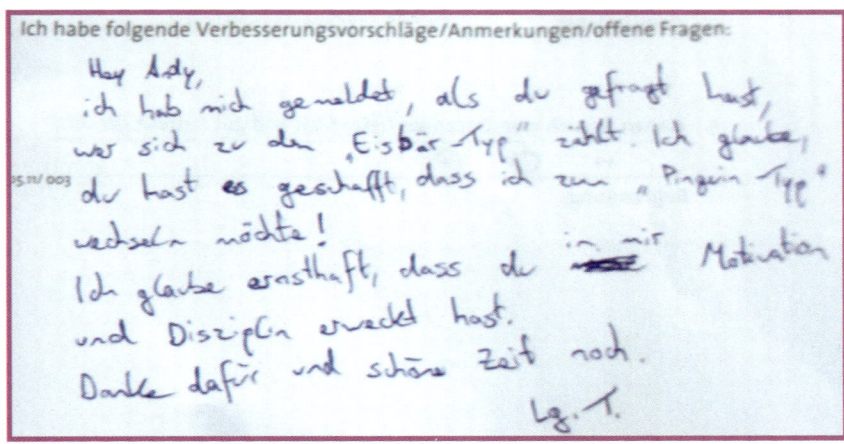

„Man kann niemanden etwas lehren, man kann ihm nur helfen, es in sich selbst zu finden."

Galileo Galilei (1564-1642), italienischer Mathematiker,
Philosoph und Physiker

Folgendes habe ich noch erlebt: Zwei junge Damen unterhielten sich vor der Stunde im Unterrichtsraum. Eine Dame zeigte stolz ihr neues iPhone 4s und was es alles kann. Die andere Dame hatte ein anderes Smartphone und beide wussten, welches Gerät welche Funktionen hat. Ich war beeindruckt. Die Damen waren Handyexperten. Sie interessierten sich dafür. Sie wussten auch, wer Steve Jobs war. Aber keiner in der Klasse kannte Thilo Bode, den früheren Greenpeace-Chef und Gründer von foodwatch. Seine Arbeit ist sehr wichtig, wenn man sich mit Lebensmitteln beschäftigt. Herr Bode ist ständig im Fernsehen und in den großen Zeitschriften. Seine Arbeit hilft, sich besser über Lebensmittel zu informieren und irreführende Etiketten zu finden.

Warum ich Ihnen davon erzähle? Jeder kann herausfinden, was gesunde Ernährung ist. Man muss sich nur dafür interessieren, dann wird man Experte. Aber der eigene Körper ist nicht so wichtig und so wertvoll wie ein iPhone. Erlauben Sie mir eine kleine kritische Anmerkung. Ich habe keinen Fernseher mehr. Ich schaue ab und zu im Hotel fern. Zufällig habe ich eine Reportage gesehen, die zeigte, wie hunderte Menschen vor einem Apple Store campierten, um das neue iPhone 4s zu kaufen. Der Mann, der das erste iPhone in diesem Store bekam, sagte in die Kamera: „Ich habe dieses iPhone als Andenken an

Steve Jobs gekauft." Ich fand das seltsam. Wenn er wirklich etwas Sinnvolles tun wollte, dann hätte er das Geld lieber an die Krebsstiftung spenden sollen.

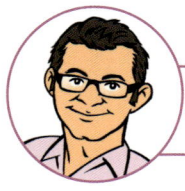

**Mein Tipp:** Interessiere dich für deinen Körper, sei gut zu deinem „Fisch", wenn du ihn liebst und lange leben möchtest.

*Gesundheit ist die Fähigkeit, auf ungesunde Situationen mit Symptomen zu reagieren, diese wahrzunehmen und, daraus lernend, das eigene Verhalten zu verändern.*

Willi Maurer

Ich nenne das auch somatische, also körpereigene Intelligenz. Wenn ich morgens aufstehe und mich ansehe, dann weiß ich, was ich essen sollte (ob ich es tue, ist etwas anderes …). Bin ich „verwässert" und ich sehe keine Konturen am Körper, dann weiß ich, dass ich gestern zu viele Kohlenhydrate gegessen habe. Ich müsste also viel Wasser und Hafertee trinken sowie wenige Kohlenhydrate essen, damit es mir besser geht. Ich kann in mich reinhören. Und jeder, der schon mal verschiedene Ernährungsweisen ausprobiert und sich beobachtet hat, ist dazu fähig. Man muss es nur tun.

Einer meiner Freunde ist Kfz-Mechaniker. Wenn der in meinem Auto mitfährt, dann sagt er mir z. B.: „Dein Radlager hinten links macht Geräusche. Du solltest damit in die Werkstatt, bevor es sich festläuft". Ich habe das nicht gehört, weil ich mich dafür nicht interessiere.

Wenn Sie etwas in sich hineinhorchen und die Symptome wahrnehmen, dann finden Sie heraus, wie Ihre Stoffwechselleistung ist.

### Der normale gesunde Stoffwechsel – eine Fettverbrennungsmaschine

Sie sind:
- Normalgewichtig
- Ausgeglichen mit einem psychischen und physischem Wohlbefinden

Sie haben:
- eine regelmäßige Verdauung
- eine hohe Leistungsfähigkeit

Sie machen alles richtig:

- Sie ernähren sich angepasst und ausgewogen
- Sie versorgen Ihre Zellen (Fische) gut mit Sauerstoff. Das bedeutet, Ihre Kapillare sind gut ausgebildet und Ihre „Fische" sind gut trainiert.
- Sie achten auf ein gutes Verhältnis zwischen Belastung und Erholung
- Sie haben eine gute Kondition und sind belastbar. Sie bringt so schnell nichts aus der Ruhe.

Glückwunsch! Bitte machen Sie weiter so und gehen Sie regelmäßig zum Gesundheits-Check-up.

### Was ist ein Gesundheits-Check-up?

Das ist so etwas Ähnliches wie eine Inspektion beim Auto. Obwohl das Auto nicht kaputt ist, fährt man damit zur „Durchsicht" in die Werkstatt. Die Mechaniker überprüfen z. B. den Ölstand und schließen das Auto an den Motortester an, der z. B. die Einstellung der Zündung anzeigt. Sollte etwas nicht stimmen, bekommt das Fahrzeug eventuell neue Zündkerzen und fährt dann besser als vorher. Oder Sie fahren so lange mit dem Auto, bis es nicht mehr fährt, und rufen dann den ADAC. Die Panne passiert meistens dann, wenn man sie nicht brauchen kann und es dauert häufig lange, bis das Auto wieder fährt. In diesem Fall wäre es doch besser gewesen, regelmäßig in die Werkstatt zu fahren.

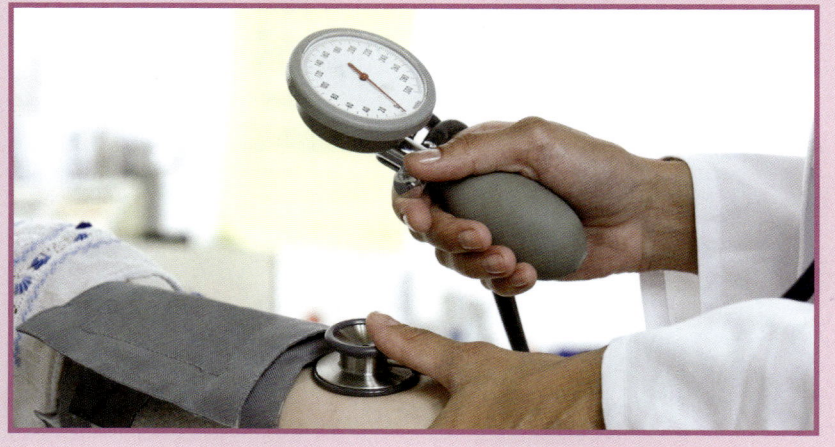

Ich fahre immer im Januar mit meinem Körper in die Gesundheitspraxis. Mein Arzt Volker Tabert hat sich auf Prävention spezialisiert. Wenn ich in den Behandlungsraum komme, dann fragt er mich: „Wie geht's?" Ich antworte: „Blendend". „Und was willst du dann hier?" „Ich will, dass es so bleibt!"

Volker misst meinen Blutdruck, hört mich ab und löst mit der sogenannten Cyriax-Therapie eventuelle Verspannungen. Hierbei handelt es sich um eine spezielle Technik, durch die das Bindegewebe positiv beeinflusst wird. Sie erinnern sich, das Bindegewebe umschließt die Zellen und im Bindegewebe befindet sich die wichtige Nährsubstanz für unsere Organe (Fische). Danach nimmt er mir Blut ab und wir besprechen, welche Werte für mich wichtig sind. Mittlerweile kenne ich all diese Werte und kann auch die Ergebnisse deuten und eventuelle Ernährungsmaßnahmen starten.

### Einige interessante Werte

Ein Übertraining erkennt man an einem zu hohen Creatinkinase-Wert (CK-Wert). Hier ist es wichtig, den CK-Wert aufzuschlüsseln. Es gibt einen CK-Wert für den Herzmuskel und einen für den Skelettmuskel.

Eine zu geringe Eiweißversorgung erkennt man am niedrigen Gesamtalbuminwert. Er sollte sich je nach Laborvorgaben immer am oberen Level orientieren. Lebe besser hochnormal!

Alle weiteren Werte besprechen Sie mit Ihrem Arzt. Oder Sie kaufen sich ein entsprechendes Buch über Laborwerte.

Allerdings habe ich schon öfter von Kunden gehört, die zum Arzt gegangen sind, dass dieser gesagt habe: „Was soll schon rauskommen, Sie sehen doch gesund aus." Wechseln Sie einfach den Arzt und erziehen Sie ihn dahin, dass Sie nicht da sind, weil Sie krank sind, sondern weil Sie gesund bleiben möchten. Das ist für viele Ärzte relativ neu.

Ach ja, die Krankenkasse bezahlt das nicht. Aber es ist mein Körper und der ist mir mehr wert als eine neue Jacke und ein paar Schuhe. Ich bezahle es gerne. Ich liebe meinen Körper. Ich werde auch sterben, aber einige Krankheiten werde ich nicht bekommen. Beim Auto muss man die Inspektion doch auch bezahlen. Wie wäre ein Inspektions-Scheckheft für den Menschen?

Gerade wenn Sie einen langsamen oder schnellen Stoffwechsel haben, sollten Sie regelmäßig zum Check-up gehen.

### Der langsame Stoffwechsel – der Energiesparer

Einfach ausgedrückt: Nährstoffe werden nicht effektiv verbrannt. Der Stoffwechsel schafft es nicht, die zugeführten Kalorien in Energie umzuwandeln. Stattdessen speichert er die überschüssigen Kalorien als Fett. Ein Beispiel: Bei der Stoffwechselmessung wird ein Ruheumsatz in Höhe von 1625 Kilokalorien (kcal) errechnet. Die analysierte Stoffwechselleistung beträgt nur 1202 kcal. Das würde bedeuten, dass Sie einen langsamen Stoffwechsel haben.

Sie haben:
- eine langsame und träge Verdauung (Verstopfung)
- häufig kalte Hände und Füße
- häufig trockene Haut
- eventuell Haarausfall

Sie sind:
- Übergewichtig bzw. trotz Diät steht die Waage still und steigt auch schnell an
- Häufig müde und antriebslos

Ihr Ofen brennt also nicht gut. Bildhaft gesprochen ist entweder das Holz feucht oder die Sauerstoffzufuhr ist zu gering.

Gründe für einen langsamen Stoffwechsel:
Sie
- essen nicht regelmäßig
- machen zu lange Pausen zwischen den Mahlzeiten. Sie betragen immer mehr als fünf Stunden. Der Stoffwechsel fährt dann in den Hungermodus. Wenn dann etwas gegessen wird, wird es sofort in den Fettdepots für „schlechte Zeiten" gespeichert.
- haben viele „falsche" Diäten hinter sich. Sie haben große Mengen an Muskelmasse verbrannt und deswegen ist der Grundumsatz runtergefahren.
- essen zu wenige Vitalstoffe. Magnesium, Calcium und Vitamin C steigern den Stoffwechsel
- versorgen Ihre Zellen nicht mit ausreichend Sauerstoff. (Das Holz brennt nicht.)
- nehmen Medikamente wie Beta Blocker oder Anti-Depressiva
- haben eine Schilddrüsenunterfunktion
- haben einen gestörten Hormonhaushalt (Cortisol)
- leiden unter einem Erschöpfungssyndrom (Burn-Out)

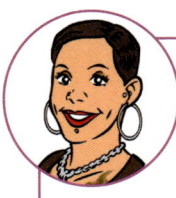

### Motivations-Tipp: **Glück – der wahre Reichtum**

Manchmal sind es die kleinen Dinge im Leben, die am wertvollsten sind. Im Buch „Der Figurmacher" habe ich bereits von „Glücksmomenten" gesprochen und von der Wichtigkeit mindestens einen pro Tag zu erschaffen. Täglich mindestens einen Menschen zumindest kurzweilig glücklich zu machen, steht auf meiner persönlichen To-Do-List nach wie vor ganz oben.

Es sind die Momente, in denen wir Glück schenken und in denen wir spüren, dass wir geliebt werden, die uns reich machen. Nicht im materiellen Sinne, versteht sich. Wilhelm Busch hat gesagt: „Die Summe unseres Lebens sind die Stunden, in denen wir liebten.", und ich finde, er hat recht.

*„Eure Zeit ist begrenzt. Vergeudet sie nicht damit, das Leben eines anderen zu leben.*
*Lasst euch nicht von Dogmen einengen – dem Resultat des Denkens anderer.*
*Lasst den Lärm der Stimmen anderer nicht eure innere Stimme ersticken.*
*Das Wichtigste: Folgt eurem Herzen und eurer Intuition,*
*sie wissen bereits, was ihr wirklich werden wollt."*

Steve Jobs

### Einige Gründe für einen langsamen Stoffwechsel

Es gibt drei Nährstoffe: Eiweiß, Kohlenhydrate und Fett, die als Makronährstoffe bezeichnet werden. Für die Verdauung jedes Nährstoffs ist ein eigenes Enzym zuständig. Der Körper kann nicht alle Enzyme gleichzeitig zur Verfügung stellen, um alle Nährstoffe effektiv zu verdauen. Die falsche Kombination dieser Nährstoffe bewirkt eine Verlangsamung des Stoffwechsels und führt zu Fettspeicherung.

Eine schlechte Kombination wäre Kohlenhydrate und Fett. Kohlenhydrate bewirken eine Insulinausschüttung, die wiederum gleichzeitig zugeführtes Fett einspeichert und zu einem langsameren Stoffwechsel führt.

Eine gute Kombination ist Eiweiß und Fett. Die Spaltung des Eiweißes verlangsamt sich, der Körper wird über einen längeren Zeitraum mit Eiweiß versorgt.

Zu lange Abstände zwischen den Mahlzeiten versetzen den Körper in Stress. Die Folge: Cortisolausschüttung und Verlangsamung des Stoffwechsels. Das Fett am Bauch geht nicht weg!

Zu wenige Mahlzeiten am Tag verlangsamen ebenfalls den Stoffwechsel.

## Was können Sie tun?

Sie haben es sich bestimmt schon gedacht: Sie müssen Ihre Ernährung umstellen. Nur eine ballaststoffreiche Ernährung mit vielen Vitalstoffen bringt Ihrem „Fisch" wieder Energie. Um ihn müssen Sie sich besonders kümmern. Nehmen Sie auf jeden Fall entsprechende Nahrungsergänzungen. Die brauchen Sie jetzt, um wieder mehr Energie zu bekommen. Ich möchte keine Werbung für Produkte machen. Gerne biete ich Ihnen aber eine Tabelle, in der Sie Werte finden, die gesundheitlich unbedenklich sind, wenn Sie nicht wegen einer Erkrankung in ärztlicher Behandlung sind. Ich habe Ihnen die Mengen des sogenannten NOAEL Wertes aufgelistet.

Der NOAEL-Wert (No Observerd Adverse Effect Level) gibt die höchste Dosis an, die ohne erkennbare schädliche Einflüsse auf den Körper, seine Organe, seine Funktionen, sein Wachstum oder seine Lebensdauer aufgenommen werden kann.

Mit Hilfe dieser Tabelle können Sie die angegebenen Höchstmengen mit den Nährstoffgehalten Ihrer Nahrungsergänzungen vergleichen und selbst eine Abschätzung über eventuelle Überdosierungen treffen.

| Nährstoff | Einheit | NOAEL |
|---|---|---|
| Vitamin A | IU (oder IE) | 10.000 (3.000 mg) |
| Beta-Carotine | mg | 25 |
| Vitamin D | IU (oder IE) | 800 (20 mg) |
| Vitamin E | IU (oder IE) | 1.200 (800 mg µ-TE) |
| Vitamin K | mg | 30 |
| Vitamin C | mg | mehr als 1.000 |
| Thiamin (Vitamin B$_1$) | mg | 50 |
| Riboflavin (Vitamin B$_2$) | mg | 200 |
| Nicotinsäure | mg | 500 |
| Nicotinamid | mg | 1.500 |
| Vitamin B6 | mg | 200 |
| Folsäure | mg | 1.000 |
| Vitamin B$_{12}$ | µg | 3.000 |
| Biotin | µg | 2.500 |

| Nährstoff | Einheit | NOAEL |
|-----------|---------|-------|
| Pantothensäure | mg | 1.000 |
| Calcium | mg | 1.500 |
| Phosphor | mg | 1.500 |
| Magnesium | mg | 700 |
| Chrom | µg | 1.000 |
| Kupfer | mg | 9 |
| Jod | µg | 1.000 |
| Eisen | mg | 65 |
| Molybdän | µg | 350 |
| Selen | µg | 200 |

### Mehr Ballaststoffe

Halten Sie sich bitte an die Regel „Fünf am Tag". Das bedeutet, dreimal am Tag Gemüse und zweimal Obst.

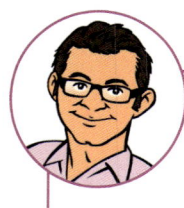

**Mein Tipp:** Essen Sie jeden Tag bis zu drei Esslöffel geschroteten Leinsamen. Er enthält wenige Kohlenhydrate, viele Ballaststoffe und gesundes Fett sowie Vitamin E. Eine hohe Ballaststoffzufuhr ist auch eine gute Vorbeugung gegen Darmerkrankungen.

### Training für eine verbesserte Sauerstoffaufnahme

Trainieren Sie regelmäßig Ihre Grundlagenausdauer, damit sich die Sauerstoffaufnahme in den Zellen (den Fischen) verbessert. Ihr Trainer kann Ihnen dazu den richtigen Pulsbereich errechnen bzw. durch einen Test bestimmen. Beim Krafttraining sollten Sie Ihren Trainer nach einem durchblutungsfördernden Training fragen.

Geben Sie Ihrem Fisch mehr Sauerstoff. Nicht nur Training, sondern auch sogenannte Sportkapseln erhöhen die Sauerstoffaufnahme und damit den Stoffwechsel und die Fettverbrennung. Diese Kapseln enthalten die Pilze Cordyceps und Shiitake. Sie sind bekannt dafür, den Sauerstoffzufluss in den „Fisch" bzw. Muskel zu erhöhen. Die Zellenergie wird stark beeinflusst und kann somit die Membranwände schneller und effektiver durchdringen. Sauerstoff ist ein Grundelement des Lebens. Im Mittelpunkt steht dabei die Verbrennung der Nährstoffe zur Energiegewinnung.

Ist diese Art der Zellatmung blockiert, schaltet der Körper um auf die sogenannte oxydative Glykolyse im Zellplasma. Einfach ausgedrückt vergärt der Zucker ohne Sauerstoff und bildet Schlacken. Dies ist bei mehr als 200 Krankheiten der Fall, darunter Krebs, Alzheimer, Parkinson und Diabetes. Eine Blockierung führt aber auch dazu, dass man schneller altert.

## Was bewirken diese Pilze?

- Verbesserung der sportlichen Ausdauer
- Man bleibt wach, fit und munter
- Verbesserte Immunsystemabwehr
- Beschleunigung der Regeneration der Muskelfasern bei Muskelkater
- Verbesserte Sauerstoffversorgung und damit Fettverbrennung
- Unterstützung des Muskelaufbaus, des Immunsystems sowie des Fettabbaus
- Alterungsprozesse werden verlangsamt

## Aktiviere dein Lymphsystem

Das Lymphsystem ist das Recycling-System des Körpers. Fragen Sie bitte in Ihrem Studio, ob es dort die Möglichkeit einer Lymphdrainage gibt. Diese Behandlung „entschlackt" und treibt den Stoffwechsel an, außerdem bekommen Frauen davon schnell schlankere Beine.

Falls Sie zu niedrige Schilddrüsenwerte haben oder Medikamente wie Beta Blocker nehmen, sollten Sie sich regelmäßig vom Arzt kontrollieren lassen.

## Der schnelle Stoffwechsel – der Zuckerverbrenner

Schneller Stoffwechsel, hört sich doch eigentlich gut an, oder? Ist es aber nicht. Denn eine Person mit schnellem Stoffwechsel verbrennt fast nur Zucker und will immer mehr davon. Der Fisch wird nicht gut ernährt und schnappt nach Luft und Zucker. Menschen mit schnellem Stoffwechsel sind schnell außer Puste und haben keine innere Ruhe, sogenannte Stresstypen.

Sie sind:

- Unruhig, nervös und haben viel Stress

Sie haben:

- Eine schnelle, regelmäßige Verdauung
- Eine hohe Atemfrequenz
- Ein hohes Atemvolumen

- Häufige Leistungstiefs
- Eine schlechte Sauerstoffaufnahme

Ihnen ist:
- Oft warm oder heiß

Die Ursachen:
- Überforderung, Stress
- Häufiger Konsum von Stimulanzien (Nikotin, Kaffee, Softdrinks)
- Übertraining
- Hohe Zuckeraufnahme (Jedes Kohlenhydrat wird zu Zucker, auch Brot)
- Schilddrüsenüberfunktion

Was können Sie tun?
- Meditation, Entspannung, Stressreduktion, z. B. durch Yoga
- Entspannende Behandlungen, z. B. Massagen
- Mehr schlafen
- Kaffee- und Energydrinkzufuhr reduzieren, mehr Tee trinken (Wellness-Tee)
- Moderates Training, Vibrationstraining oder EMS-Training (siehe Kapitel EMS-Training)
- Vitalstoffreiche Ernährung
- Entsäuerung mit anschließender Anti-Cortisoldiät
- Ärztliche Kontrolle, falls Sie sehr hohe Schilddrüsenwerte haben oder Antidepressiva nehmen
- Nahrungsergänzung mit Anti-Cortisol Nährstoffen

**Cortisol und Stress – die Garanten zum Fettaufbau, vor allem am Bauch**
Ein hoher Cortisolspiegel in Folge von Stress jeglicher Art beeinflusst die Nahrungsaufnahme und behindert das Insulin in seiner Aktivität. Es kommt oft zu einer Insulinresistenz und daraus resultierend zu einem erhöhten Fettaufbau. Cortisol begünstigt die Zunahme an vizeralem Fett in der Bauchregion. Da die Fettdepots in der Körpermitte stoffwechselaktiver sind als Körperfett in anderen Regionen, z. B. Hüfte oder Beinen, werden vermehrt Fettsäuren freigesetzt und gelangen über die Pfortader in die Leber. Besonders durch den Einfluss von Katecholaminen (Adrenalin usw.) begünstigt dieser Vorgang eine Insulinresistenz, Herz-Kreislauferkrankungen usw. Daraus resultiert dann eine weitere Ansammlung von viszeralem Körperfett. Es trägt also im Grunde selbst zu

seiner Erhaltung bei und ähnelt einem Teufelskreis.

Negative Folgeerscheinungen, die bei einem hohen Cortisolspiegel auftreten können sind:

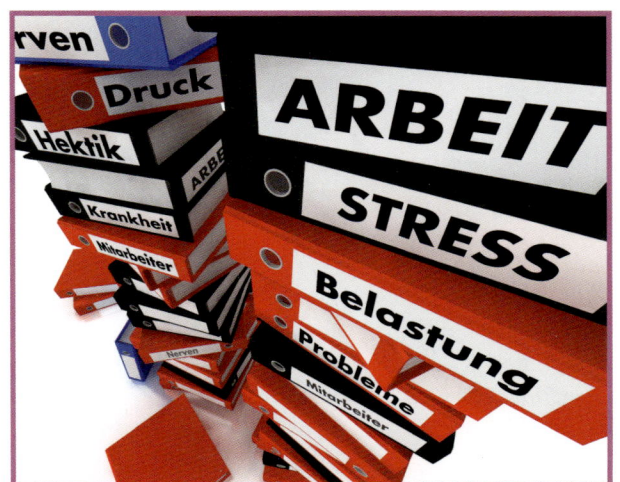

### *Verlust von Muskelmasse*

- Zerfall von Muskeln, Gelenken und Bändern (um Aminosäuren bereitzustellen für die Umwandlung in Glucose)
- Abnahme der Proteinsynthese (um Aminosäuren zu erhalten für die Umwandlung in Glucose)
- Reduzierung der Hormone DHEA, Wachstumshormon, IGF-1 und schilddrüsenstimulierender Hormone
- Senkung der Stoffwechselrate (d. h., weniger Kalorien werden über Tag/Nacht verbrannt)

### *Erhöhung des Blutzuckerspiegels*

- Reduzierter Transport von Glucose in die Zellen
- Abnahme der Insulin-Sensibilität
- Erhöhung von Appetit und Verlangen nach Kohlenhydraten

### *Erhöhung des Körperfetts*

- Erhöhung des Gesamtkörperfettanteils (aufgrund von erhöhtem Appetit, Überernährung und gesunkenem Stoffwechsel)
- Umverteilung und Anhäufung von Körperfett in der Bauchregion

### *Fazit:*

Weniger Stress = weniger Cortisol = weniger Fett (Fettabbau).

Reduzieren Sie Ihren Stress und optimieren Sie Ihre Erfolge! Dabei helfen können Ihnen einige Kräuter: „Heiliges Basilikum"-Extrakt und Ashwagandha-Extrakt – die Anti-Stresskapsel (siehe Ernährungsteil Anti-Cortisoldiät).

## Starte das Stoffwechselfeuer

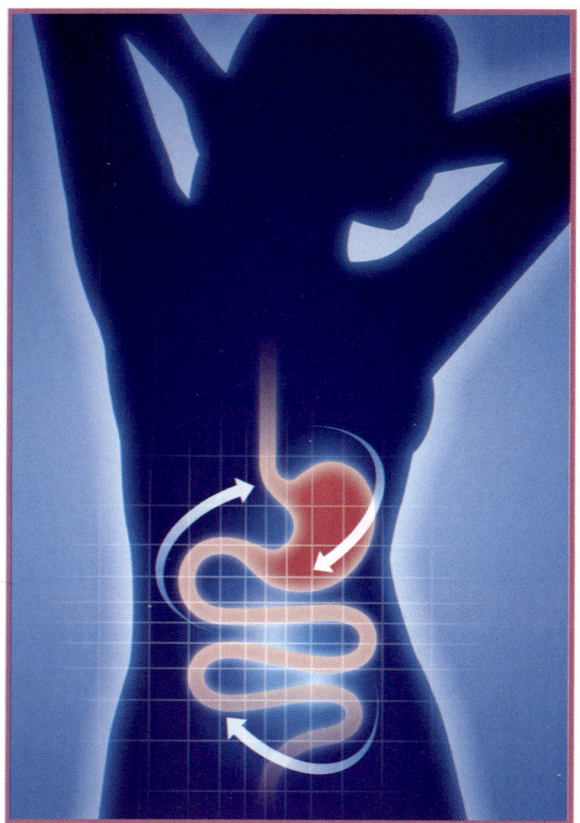

Früher hieß es: Du bist, was du isst! Heute heißt es: Du bist, was du verdaust!

Am besten brennt das Holz, wenn es in kleine Scheite gespalten ist. So ähnlich ist es auch im Körper. Wird der wichtigste Straffungsbaustein – das Eiweiß – in seine kleinsten Teile – die sogenannten Aminosäuren – gespalten, so schwimmen diese durch die Darmwand weiter zu den Kapillaren. Von dort aus schwimmen sie in die Zwischenzellflüssigkeit und der Fisch schnappt sich diese wertvollen Bausteine.

Die Spaltung erfolgt im Magen. Mithilfe der Magensäure werden die Eiweißketten aufgespalten. Im Laufe der Jahre nimmt die Produktion der Magensäure ab, vor allem durch die Zufuhr von verarbeiteten Lebensmitteln. In diesem Fall ist viel Säure auch mal positiv, nicht nur für die Verdauung, sondern auch zur Abwehr von Bakterien. Wird zu wenig Magensäure produziert, kommen weniger Eiweiß bzw. Aminosäuren beim Fisch an. Die Folge ist eine Eiweißverarmung, obwohl in den meisten Fällen viel Eiweiß gegessen wird.

Ob Sie vielleicht zu wenig Magensäure produzieren, können Sie an folgenden Symptomen feststellen:

Vor allem nach dem Eiweißverzehr:

- Blähungen
- Völlegefühl
- Durchfall kurz nach der Mahlzeit
- Sie fühlen sich, als hätten Sie einen Stein im Bauch (Völlegefühl)
- Müdigkeit, Zerschlagenheit
- Weiße Flecken auf den Fingernägeln
- Chronische Candidainfektion

Der Figurmacher®

## Bei ausreichender Magensäure:

Eiweiß, das es nie in die Zellen Ihres Körpers geschafft hat, wird nun für den Gebrauch aufgespalten und absorbiert und sorgt für einen effektiven Muskelaufbau und Straffung! Kohlenhydrate, die Ihnen Energie geben könnten, werden nun verdaut und verwendet, d.h., sie werden nicht in Fett gespeichert!

Gesunde Fette, die für die optimale Funktion Ihrer Nerven und Zellmembrane benötigt werden, können endlich ihre Aufgabe erfüllen. Es finden also effektive Zellstoffwechsel und Fettverbrennung statt.

Nahrungsergänzungsmittel, die sonst einfach nur durch Ihren Verdauungstrakt gewandert sind, können nun aufgelöst und in Ihr System aufgenommen werden.

**Fazit:** Bevor Sie sich Gedanken über Ihre Nahrungszufuhr machen, sollten Sie testen, ob Sie genug Magensäure produzieren.

## Der Test

Der Test (Methode nach Dr. Michael Murray und Dr. Joe Pizzorno) wird auch bei der sogenannten Biosignatur (siehe Buch „Der Figurmacher") verwendet.

So geht's: Sie essen eine Mahlzeit aus Fleisch und Gemüse. Direkt nach der Mahlzeit nehmen Sie eine Kapsel mit Betain Hydrochlorid und Pepsin. Das ist ein vitaminähnlicher Stoff, der im Magen das Enzym Pepsin in Pepsinogen umwandelt. Es hilft Ihnen, Eiweiße aufzuspalten und die natürliche Magensäure zu produzieren. Am ersten Tag nehmen Sie eine Kapsel nach der Mahlzeit. Wenn Ihnen sofort warm im Magen wird, dann produzieren Sie genug Magensäure. Es fühlt sich an, als wenn man an einem kalten Tag etwas Warmes trinkt. Wird Ihnen nicht warm, dann nehmen Sie am nächsten Tag zwei Kapseln. Das setzen Sie fort, bis Ihnen warm wird. In der Folge nehmen Sie dann zu Ihrer Hauptmahlzeit eine Kapsel weniger ein. Ich nehme die Kapseln immer einige Tage und setze sie dann ab, bis meine Beschwerden wieder kommen. Bitte nicht nehmen bei Magen- oder Zwölffingerdarmgeschwüren oder wenn Sie schwanger sind oder stillen. Wenn ein brennendes Gefühl auftritt, nicht weiter oder weniger oft verwenden.

*Glaube an dich selbst und an das, was du bist!*
*Glaube daran, dass es etwas in dir gibt,*
*das weit größer ist als jedes Hindernis, das dir*
*in den Weg gestellt wird.*

## Medikamente, die dick machen

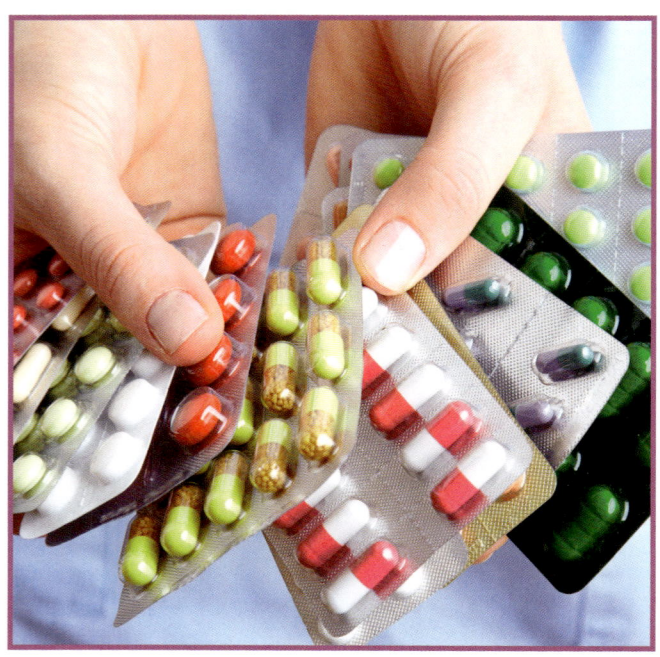

Anmerkung: Ich bin kein Arzt. Sämtliche Informationen spiegeln die Praxis mit meinen Kunden wider. Letztendlich muss immer der Arzt entscheiden. Ich möchte Sie nur so gut es geht aufklären. Mein Tipp ist und bleibt: Interessieren Sie sich, nein, lieben Sie Ihren Körper und finden Sie heraus, wie er funktioniert, damit Sie sich selbst helfen können bzw. den Arzt besser verstehen.

### Cortison

Das bekannteste Medikament, das dick macht, ist bestimmt das Cortison. In vielen Fällen gibt es vielleicht keine andere Möglichkeit, die Krankheit zu heilen. Mein Tipp: Machen Sie sich selbst über Ihre Krankheit schlau. Vielleicht gibt es eine Alternative. Bitte besprechen Sie das mit dem Arzt. Da Cortison sehr viel Muskulatur zerstört, könnte es Ihnen vielleicht helfen, sogenannte BCAAs zu nehmen. Das sind besondere Eiweißbausteine, die Ihre Muskulatur vor der Zerstörung schützen. Wenn Sie Cortison nehmen, dann nehmen Sie auch mindestens 10 BCAA Tabletten am Tag. Mehr dazu finden Sie in meinem Buch „Der Figurenmacher".

### Anti-Baby-Pille

Der Östrogenanteil kann zur Gewichtszunahme führen. In den meisten Fällen ist es nur Wasser. Mein Tipp: regelmäßige Entschlackungstage durchführen. Fragen Sie Ihren Arzt, ob er Ihnen ein Präparat mit Gestagen Drospirenon verschreiben kann. Damit können Sie eine Gewichtsreduktion verhindern.

### Beta-Blocker

Diese Präparate werden zur Blutdruckreduktion eingesetzt. Sie regeln den Puls runter und damit den ganzen Stoffwechsel. Eine Gewichtsreduktion wird erschwert.

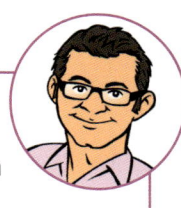

> **Mein Tipp:** Regelmäßiges Training im abgestimmten Pulsbereich kann den Blutdruck reduzieren. Vielleicht können Sie dann die Medikamente reduzieren und der Stoffwechsel kommt wieder in Gang. Fragen Sie bitte Ihren Trainer nach der richtigen Pulsfrequenz.

## Diabetes-Medikamente

Es gibt zwei Diabetes-Formen. Typ 1 ist ein angeborener Diabetes. Der Patient muss selbst Insulin spritzen, da die Bauchspeicheldrüse selbst kein Insulin produziert. Eine abgestimmte „Einstellung" macht es dem Typ-1-Diabetiker möglich, schlank und fit zu bleiben.

Typ-2-Diabetiker sind Personen, bei denen die Bauchspeicheldrüse im Laufe der Jahre weniger Insulin produziert, oder das Insulin schafft es nicht bis zum „Fisch". Das bedeutet, die Zelle ist nicht in der Lage, das Insulin aufzunehmen (Insulinresistenz).

In der Wirtschaftswoche vom 24.04.2006 stand, dass in Deutschland

- *alle 90 Minuten mindestens ein Diabetiker erblindet.*
- *an Diabetes erkrankte Männer dreimal häufiger einen Herzinfarkt erleiden als gesunde Männer. Bei den Diabetiker-Damen sind es fünfmal so viele.*
- *alle 60 Minuten ein Diabetiker Dialysepflichtig wird, weil seine Nieren versagen.*
- *die Hälfte aller Männer nach 10 Jahren Diabetes an Impotenz leidet.*
- *alle 19 Minuten eine Amputation erfolgt, weil die Nervenbahnen geschädigt sind.*
- *schätzungsweise 10 Millionen Diabetiker leben in Deutschland. Tendenz steigend.*

Es gibt zwei Medikamente, die dann eingesetzt werden: Sulfonylharnstoffe – das sind Präparate, welche die Insulinproduktion erhöhen. Diese Präparate können zur Gewichtszunahme führen (mehr Insulin, mehr Fett). Ein anderes Präparat heißt Metformin. Es verhindert die Kohlenhydrataufspaltung und sorgt für Gewichtsreduktion.

Auch hier gilt es, alles mit dem Arzt abzusprechen.

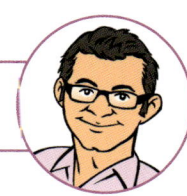

> **Mein Tipp:** Muskeltraining verbraucht Kohlenhydrate und der Blutzucker senkt sich auf natürliche Weise. Diabetiker – ran an die Hantel.

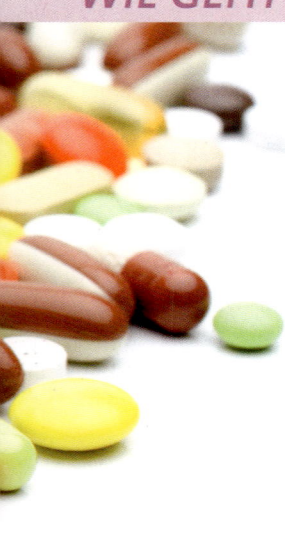

### Migränemittel

Es gibt grundsätzlich zwei Mittel, die eine Gewichtszunahme verursachen: Kalzium-Antagonisten oder Serotonin-Antagonisten. Neueste Studien zeigen, dass eine Kohlenhydratreduzierte Kost in Verbindung mit Ausdauertraining und Magnesium am Abend die Migräneschübe verringert. Weiterhin hat sich gezeigt, dass die Zufuhr eines Vitamin-B-Komplexes Beschwerden lindert.

### Antidepressiva

Sogenannte trizyklische Antidepressiva können zur Gewichtszunahme führen. Auch Medikamente gegen manisch-depressive Erkrankungen (Olanzapin oder Clozapin) führen zur Gewichtszunahme. Viele Psychopharmaka wirken beruhigend – dadurch verbraucht der Patient weniger Kalorien. Zugleich greifen die Medikamente in die komplexe neuronale Regelung des Hungergefühls ein und wirken appetitanregend.
Nach meinem Gefühl nehmen immer mehr Menschen Antidepressiva. In meinem Kundenkreis gibt es eine junge Dame, die es im Urlaub geschafft hat, die Medikamente in Absprache mit dem Arzt abzusetzen. Sie achtet jetzt auf eine tryptophanreiche Ernährung und es geht ihr besser. Vor allem die Kühlschrankplünderungen um drei Uhr nachts sind zurückgegangen. Tryptophan ist eine Aminosäure, die glücklich und gelassen macht, weil sie das Glückshormon Serotonin bildet.

### Tryptophanreiche Lebensmittel sind:

**Milchprodukte:**
- Käse
- Quark
- Hüttenkäse

**Nüsse**:
- Cashews
- Mandeln
- Pistazien

**Fleisch, Fisch und Geflügel:**
- Huhn
- Thunfisch
- Rindfleisch

**Getreideprodukte:**
- Haferflocken
- Leinsamen

**Hülsenfrüchte:**
- Bohnen
- Erbsen
- Kichererbsen
- Linsen

**Obst**:
- Avocados
- Bananen
- Datteln

**Gemüse:**
- Gurken
- Karotten
- Spinat
- Tomaten

**Motivations-Tipp: Ein Freund, ein guter Freund, …**

Jeder von uns wünscht sich doch insgeheim einen besten Freund. Jemanden, der immer für uns da ist und mit uns durch dick und dünn geht. Der uns ein Leben lang begleitet, uns durch alle Höhen und Tiefen trägt, unsere Lasten mit uns schultert. Jemanden, der uns fast alles verzeiht.

Was aber, wenn dieser Freund noch viel mehr kann: Erinnerungen für ein ganzes Leben für uns bewahren, von denen manche unendlich wertvoll für uns sind. Mit uns ums Überleben kämpfen, wenn es sein muss. Vor Gefahren warnen, unsere Wunden heilen, über unsere Grenzen hinauswachsen und unglaubliches leisten. Wäre das nicht wundervoll? Hier die gute Nachricht: Jeder von uns hat diesen Freund bereits: seinen Körper.

Leider führen sich die meisten von uns das viel zu selten vor Augen. Und viele von uns behandeln diesen besten Freund schlimmer als jeden Feind. Eine Freundschaft funktioniert immer über ein Geben und Nehmen. Mehr als unser Körper wird kein anderer Freund uns jemals geben können. Also sollten auch wir ihm jeden Tag das geben, was er braucht und was wer mehr als verdient hat. Einen Freund vergiftet man nicht mit Alkohol und Nikotin. Für einen Freund will man schließlich nur das Beste, nicht wahr? Einem Freund sieht man nicht tatenlos zu, wenn er sich krank frisst. Für einen Freund gibt man sich Mühe in der Küche.

Was wir aus dieser Freundschaft machen, bestimmt jeder von uns für sich selbst. Diesem Freund geben wir selbst Gestalt, wir machen ihn schön oder hässlich, schlank oder dick, gesund oder krank. Dieser Freundschaft können wir selbst Jahre schenken – oder nehmen. „Mein Körper wird niemals schön sein, ich mag ihn nicht!" werden jetzt manche sagen. Es stimmt wohl, dass nicht jeder von uns genetisch bedingt mit einem Adonis-Körper gesegnet sein kann. Umso wichtiger ist es doch, dass wir diesen Freund so annehmen wie er ist und das Schöne an ihm erkennen und hervorheben (welcher Freund ist schon perfekt …).

Und es stimmt sicherlich auch, dass ganz gleich, wie sorgsam manche Menschen mit ihrem Körper umgehen, sie dennoch ganz plötzlich unheilbar krank werden. Umso wichtiger ist es doch, dass wir gerade deshalb jeden Tag das Beste aus unserem Leben machen und gut zu uns selbst und zu unserem Körper sind.

*„Alle Teile des Körpers, die zu einer Funktion bestimmt sind, bleiben gesund, wachsen und haben ein gutes Alter, wenn sie mit Maß gebraucht werden und in den Arbeiten, an die jeder Teil gewöhnt ist, geübt werden. Wenn man sie aber nicht braucht, neigen sie eher zu Krankheiten, nehmen nicht zu und altern vorzeitig."*

Hippokrates, um 460-370 v. Chr.

Liebe deinen Körper, weil du es dir wert bist!

# Hormone, die dick oder dünn machen

Jeder von uns hat einen anderen Stoffwechsel. Die Hormonbildung funktioniert jedoch bei jedem Menschen gleich. Jedes Hormon hat immer ein Gegenhormon. Hormon bedeutet Botenstoff, Hormone haben also Botschaften an die Zelle (den Fisch). Schauen wir uns einmal an, wann welches Hormon mit welchem Zweck produziert wird.

In diesem Text geht es um die Hormone, die wir durch unser Verhalten und Essen beeinflussen können. Hormone, die wir nicht beeinflussen können, folgen im Anschluss.

Wir starten mit unserer Entdeckungsreise um ca. 3 Uhr nachts, wenn sich der Körper vorbereitet, so langsam wieder aufzuwachen. Dazu produziert er ein Hormon mit dem Namen Cortisol. Cortisol sorgt dafür, dass Fett und Eiweiß in Energie umgebaut werden. Personen mit einer gestörten bzw. erhöhten Cortisolproduktion wachen nachts auf und gehen an den Kühlschrank. Denn bei dieser Aufspaltung produziert der Körper auch Insulin. Wenn davon zu viel vorhanden ist, unterzuckern wir, wachen auf und gehen zum Kühlschrank. Ausgeglichene Personen mit wenig Stress merken diesen Vorgang gar nicht und wachen dann irgendwann gegen 6 oder 7 Uhr auf. Jetzt ist die Fettverbrennung am höchsten. Deswegen raten manche Experten, dass man gleich nach dem Aufstehen loslaufen soll, um viel Fett zu verbrennen. In der Theorie ist das gut. Nur leider laufen einige Personen zu lange und zu intensiv, sodass Muskeln verbrannt werden, weil keine Kohlenhydrate vorhanden sind.

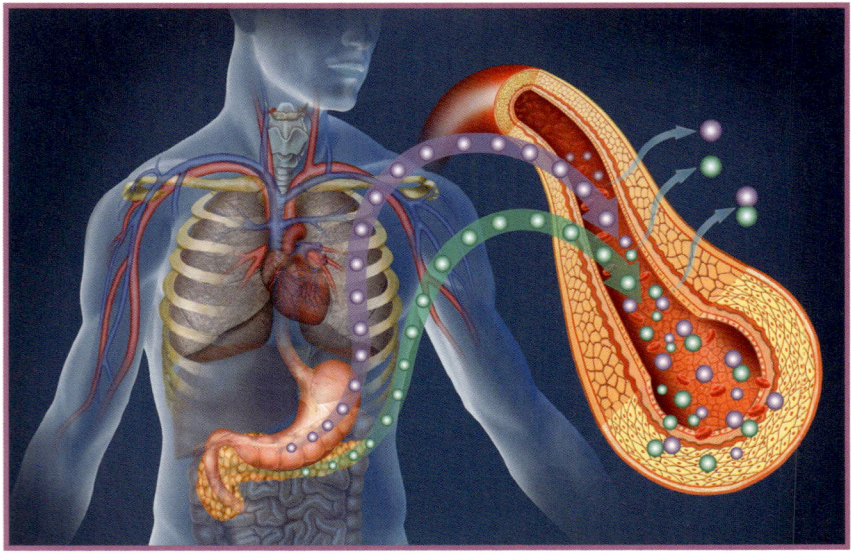

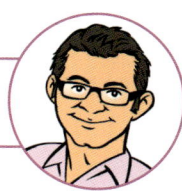

**Mein Tipp:** Wenn Sie nüchtern laufen, dann bitte langsam. Nehmen Sie zum Muskelschutz vor dem Laufen 5 BCCA Tabletten.

Der Fisch ist also wach und das Aquariumlicht ist an. Damit Sie gut in den Tag kommen, brauchen Sie den anabolen Start in den Tag. „Anabol" bedeutet aufbauend und hat nichts mit den ähnlich klingenden Medikamenten zu tun.

Noch einmal die Situation: Das Cortisol sorgt dafür, dass wir wach werden. Als Energielieferant nutzen wir Fett und vor allem Eiweiß. Das Cortisol hat also die Botschaft: Lieber Fisch, ich will etwas von dir. Ich nehme deine Muskeln und mache Energie daraus. Jetzt brauchen wir einen Gegenspieler, damit das Cortisol aufhört, wertvolles Eiweiß als Energie zu verheizen. Würden wir jetzt nichts tun, dann würden Muskeln abgebaut und gegen spätestens 10 Uhr hätten wir einen unkontrollierten Ess-Flash bzw. stopfen den ganzen Tag immer wieder Süßigkeiten in uns rein.

Der Gegenspieler heißt Insulin. Es wird produziert, wenn Kohlenhydrate gegessen werden. In diesem Moment ist Insulin ausnahmsweise mal hilfreich. Das Insulin hat die Botschaft an den Fisch: Lieber Fisch, ich habe schnelle Energie für dich, dann brauchst du nicht mehr deine Muskeln als Energie herzugeben.

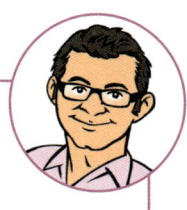

**Mein Tipp:** Lassen Sie Ihren „Fisch" gut in den Tag kommen, geben Sie ihm Zellenergie. Trinken Sie jeden Morgen als erstes ein Glas Saft (Saft – keinen Nektar) und rühren Sie sich einen Teelöffel Creatine und einen Teelöffel L-Glutamin ein. Dazu noch 5 BCAA Tabletten. Besseres „Fischfutter" gibt es nicht.

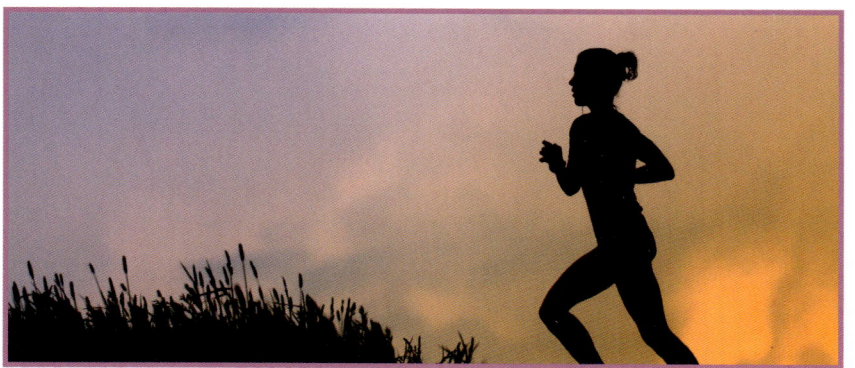

## Stoffwechselfeuer-Hormone

### T3 – Schilddrüsenhormon für den energetischen Grundumsatz

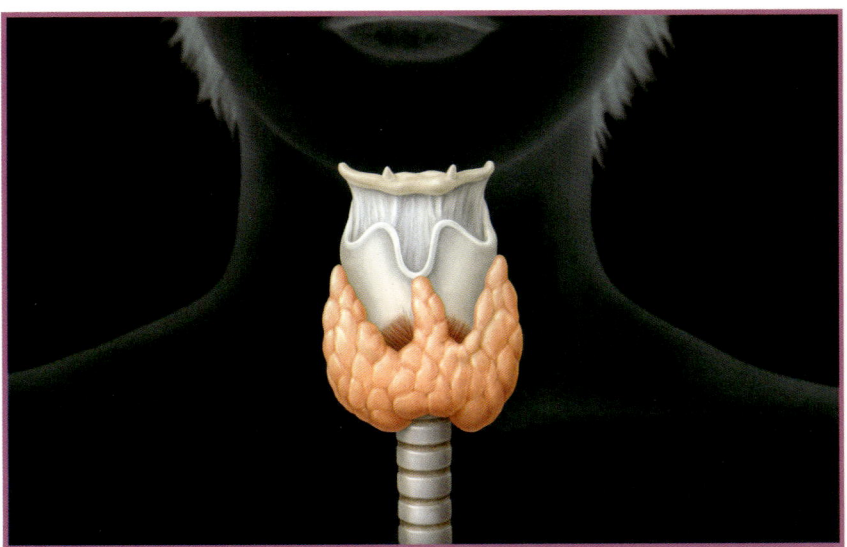

Das Trijodthyronin T3 ist das wichtigste Hormon bzgl. der Energiebereitstellung, da es über unseren täglichen Kalorienverbrauch entscheidet. Es unterstützt den Nährstofftransport und somit die Fettverbrennung in den Kraftwerken (im Fisch).

Eine gesunde Schilddrüse ist das Gaspedal des Körpers, da sie Hormone produziert, welche die Stoffwechselrate kontrollieren. Eine Schilddrüsenüberfunktion (Hyperthyreose) heizt den Stoffwechsel an, wohingegen eine Unterfunktion (Hypothyreose) alles verlangsamt. Die Konsequenzen einer Unterfunktion und die damit verbundene niedrige Körpertemperatur können zerstörerisch wirken, denn der Temperaturabfall um nur 1 °C senkt die Stoffwechselrate um 6 Prozent. Es ist in so einem Falle bei den Menschen nicht ungewöhnlich, dass die Körpertemperatur um 2–4 °C niedriger ist als normal, was einen Rückgang aller Stoffwechselprozesse um 12–14 % ausmacht. Müdigkeit und Gewichtsprobleme sind die Folgen.

Erschöpfung ist einer der häufigsten Gründe, einen Arzt aufzusuchen, aber das Indiz, an einer Unterfunktion zu leiden, ist variabel (die ersten fünf treten häufig bei Frauen auf): Autoimmunkrankheit, Depression, Unfruchtbarkeit, PMS (prämenstruelles Syndrom), Erschöpfung, Probleme mit der Haut und den Haaren, Trägheit, ständiges Frieren, beeinträchtigte Gedächtnisleistung oder Laune, Verstopfung, Gewichtszunahme oder -abnahme, Muskelschmerzen, emotionale Instabilität, Schwellungen um die Augenpartien, der Arme oder Beine, Nervosität, „unnormales" Herzklopfen, Erstickungsgefühl in der Halsregion oder Schluckbeschwerden etc.

Bei Hypothyreose gibt es weitere Gründe für Trägheit: unzulängliche Blutzuckerregulation, beeinträchtigte Adrenalinfunktion, Anämie, Mangel bestimmter Nährstoffe (oft Vitamin B), Schwermetallablagerungen, Bewegungs- und/oder Schlafmangel, Allergien, klinische Depression, chronische Krankheiten. Alle Beschwerden können durch eine Diät, die viel rohes Gemüse und magere Proteine enthält und in regelmäßige Mahlzeiten über den Tag verteilt gegliedert ist, positiv beeinflusst werden.

Bei der Diagnose einer Schilddrüsenunterfunktion ist es schwierig, aktuelle medizinische Behandlungen zu verordnen. Auch wenn die Laborwerte die Einschätzung des Ausmaßes der Unterfunktion unterstützen können, führen viele Mediziner nur einen Test nach TSH (Thyreoidea-stimulierendes Hormon) durch. Vielen Patienten, die 8 von 10 Symptomen für eine Unterfunktion aufweisen, wird gesagt, dass ihre Schilddrüse nicht die Ursache für die Beschwerden ist, da das TSH-Level im „Normalbereich" liege. Ärzte, die den TSH-Test als einziges Kriterium für die Diagnose verwenden, verpassen dadurch die Möglichkeit, noch mehr Menschen zu helfen. Zusätzlich zu TSH-Tests sollte eine Rundumuntersuchung auch auf freies T3, freies T4 und, wenn möglich, auf TPO-Antikörper durchgeführt werden. Dies bringt aber einen erhöhten Kostenfaktor mit sich, der vorher abgesprochen werden sollte. Wenn man sich untersuchen lässt bzgl. der Schilddrüsenfunktion, sollte man erfragen, wonach alles untersucht wird.

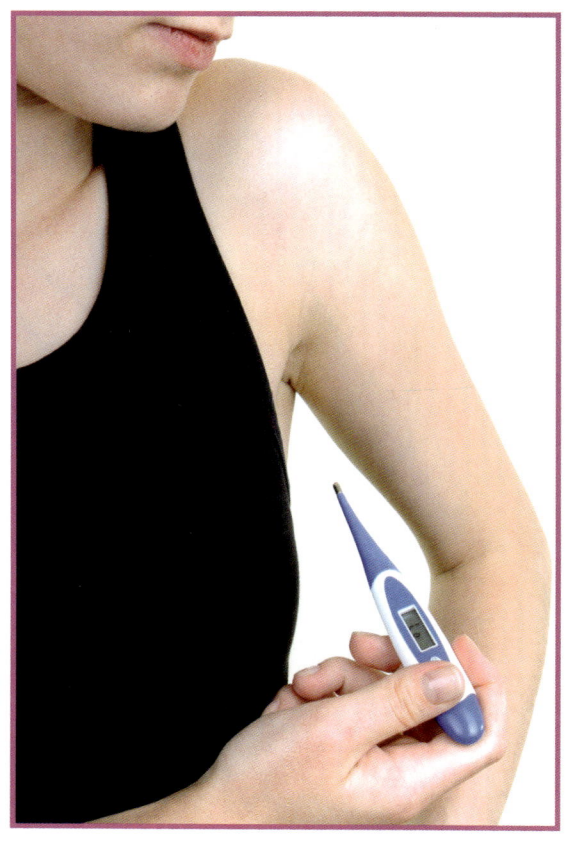

Eine andere Methode, um eine Unterfunktion herauszufinden, besteht darin, dass der Patient seine Ruhetemperatur zu Hause mit einem Thermometer misst. Die Ruhetemperatur lässt sich ermitteln, indem man 5 Minuten, bevor man das

Bett verlässt, unter dem Arm misst. Männer und Frauen nach der Menopause sollten ihre Temperatur eine Woche lang kontrollieren und Frauen, die ihre Menstruation haben, sollten am zweiten Tag des Einsetzens der Regel mit dem Messen beginnen. All diejenigen, die unter der Durchschnittstemperatur von 36,5 °C liegen, sind gefährdet und sollten einen Facharzt für weitere Untersuchungen und Behandlungen aufsuchen.

Ist eine Schilddrüsenunterfunktion festgestellt worden, werden normalerweise künstliche Schilddrüsenhormone verschrieben und nach 4–6 Wochen macht man einen erneuten Test des TSH-Levels. Alternativ gibt es natürliche Ergänzungen wie L-Tyrosin, Iod, Blasentang und natürliche Progesterone.

Jede Behandlung zur Verbesserung der Schilddrüsenfunktion sollte Tipps zu gesunder Ernährung und auseichender Bewegung beinhalten.

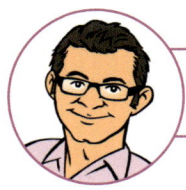

**Mein Tipp:** Lassen Sie beim nächsten Check-up Ihre Schilddrüsenhormone kontrollieren.

Erfahrungen aus der Praxis: Auch hohe Östrogenwerte können zu geringeren Schilddrüsenwerten führen. Ich bin kein Arzt und werde Ihnen daher keine weiteren Tipps geben, Sie sollten es aber wissen.

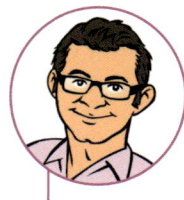

**Mein Tipp:** Suchen Sie sich einen Arzt, der Sie ernst nimmt und nicht nur sagt, Sie sollen halt weniger essen. Es gibt so viele Frauen, die sich anstrengen, aber nichts passiert. Gegen die Hormone kommt man nicht an.

*Statt Gründe zu suchen, warum du etwas nicht kannst, finde besser solche die zeigen, DASS du es kannst!*

## Wenn aus dem Goldfisch ein Wal wird

Sie mögen mir bitte die Überschrift verzeihen, aber ich erlebe in der Praxis immer wieder, dass Kunden eine harte Diät befolgen und regelmäßig trainieren und trotzdem werden sie schwerer und können nichts dagegen tun. Die Lösung liegt meist in den Hormonen. Sie sind stärker und fettverbrennender als jeder Muskel. Das musste ich leider bei meinen Nachforschungen und Praxiserfahrungen feststellen. Früher habe ich über „natürliches Progesteron" gelacht. Heute weiß ich, dass es einigen Frauen sehr gut helfen kann. Der weibliche Körper produziert u. a. die beiden Gegenspieler Östrogen und Progesteron.

Mediziner mögen mir verzeihen, aber ganz runter gebrochen kann man sagen: Östrogen baut Fett auf und Progesteron baut Fett ab. Manchmal ist das Verhältnis beider Hormone verschoben und es kommt zu einer Gewichtszunahme.

**Die wichtigsten Figurwirkungen der beiden Hormone**

| Östrogen | Progesteron |
|---|---|
| Erhöht den Körperfettgehalt | Hilft, Fett in Energie umzuwandeln |
| Reduktion der Schilddrüsenhormone (langsamer Stoffwechsel), kalte Hände und Füße | Regt die Wasserausscheidung im Körper an |
| Reduziert den Sauerstoffgehalt in den Zellen (= schlechte Fettverbrennung beim Training) | Verbessert die Schilddrüsenhormonwirkung |
| Erhöht die Wasserspeicherung im Körper (aufgeschwemmtes Gesicht) | Verbessert die Wirkung des Zinks |
| Starkes Verlangen nach Süßigkeiten | Bessere Sauerstoffaufnahme in den Zellen (erhöhte Fettverbrennung beim Training) |
| Fettaufbau vor allem am Bauch, den Hüften und Oberschenkeln | |

Es gibt noch weitere Wirkungen der Hormone, z. B. Stimmungsschwankungen.

Beide Hormone werden vom Körper selbst produziert. Östrogen wird in den ersten 14 Tagen des Zyklus (bis zum Eisprung) in höheren Mengen produziert. Anschließend steigt der Progesteronwert normalerweise an.

Ein Mangel an diesem wichtigen Hormon kann am besten beim Arzt analysiert werden. Der beste Zeitpunkt ist der 19. bis 23. Zyklustag. Das Hormon lässt sich im Speichel und Blut nachmessen.

## Motivations-Tipp: Lebenszeit – unser kostbarstes Gut

Als ich meine Tochter Naomi heute vom Kindergarten abholte, fing sie an zu weinen und erzählte mir, dass ein anderes Kind ihr gesagt hatte, man könne sterben, wenn man sich einen Stift in die Nase steckt (das hatte sie wohl zuvor getan), und dass sie nicht sterben wolle. Ich war schockiert und amüsiert zugleich, beruhigte sie und stellte schnell fest, dass „sterben" für den Rest des Tages das Thema sein würde. Irgendwann fragte Naomi mich dann: „Mama, müssen Kinder auch sterben?" Diesen Moment werde ich sicherlich nie vergessen. Ich versuche immer ehrlich auf Naomis Fragen zu antworten, so auch in diesem Moment. „Ja Naomi, manchmal müssen auch Kinder sterben. Wenn sie schwer krank sind zum Beispiel, dann sterben manchmal auch sie …" Weiter kam ich nicht, denn ich merkte, wie mir die Tränen kamen, und so versuchte ich, das Thema irgendwie wieder in eine fröhlichere Richtung zu lenken.

Eines wurde mir jedoch in diesem Moment schmerzlich vor Augen geführt: Sterblichkeit macht keinen Halt vor alt oder jung, schön oder hässlich, Mann oder Frau. Ich umarmte meine kleine Tochter, gab ihr einen dicken Kuss und musste wieder einmal erkennen, dass sie mich soeben ohne es zu merken etwas gelehrt hatte, das jeder insgeheim weiß, manchmal aber einfach vergisst oder verdrängt:

Lebenszeit ist unser kostbarstes Gut. Darum müssen wir gut sein zu uns selbst. Darum müssen wir tun, was in unserer Macht steht, um gesund zu bleiben. Darum müssen wir jeden Moment leben statt ihn zu vergeuden. Mir selbst passiert es oft genug im Alltag, dass ich vor lauter Stress vergesse, Lebenszeit zu genießen. Oft verfliegt sie, rast einfach nur mit uns von Termin zu Termin. Das wird sich nicht immer vermeiden lassen. Aber die Fragen meiner Tochter haben mich nachdenklich gemacht.

Lebe dein Leben. Liebe deine Lebenszeit. Und vor allem: Sei gut zu dir selbst.

*„Die größte Entscheidung deines Lebens liegt darin, dass du dein Leben ändern kannst, indem du deine Geisteshaltung änderst."*

Albert Schweitzer

Auch ohne Test beim Arzt weisen folgende Anzeichen auf einen Progesteronmangel:
- Aufgeschwemmtes Gesicht und angeschwollene Füße
- Druckempfindlicher Unterleib und Brust vor der Menstruation
- Blähbauch
- Starke Gereiztheit und Kopfschmerzen vor der Menstruation


Gründe für den Rückgang des Progesterons:
- Zu viel Stress
- Einnahme von Entzündungshemmern und Antidepressiva
- Verhütung (zugeführte Hormone unterdrücken die eigene Produktion)
- Entfernung der Gebärmutter
- Einnahme von Cholesterinsenkern – Cholesterin ist wichtig für die Hormonproduktion


Versuchen Sie als erstes, Ihren Stress zu reduzieren. Auch die „Behandlung" mit natürlichem Progesteron kann zur Besserung führen. Es gibt Produkte aus der Yams-Wurzel, die gut vertragen werden. Nach meinen Recherchen ist allerdings die Progesteronbehandlung bei Ärzten nicht weit verbreitet. Vielleicht habe ich aber auch die falschen gefragt ...
Ich bin kein Arzt und werde mich hüten, hier allgemeine Empfehlungen zu geben. Bitte gehen Sie zu einer Heilpraktikerin oder Frauenärztin, die Sie ernst nimmt. Recherchieren Sie ruhig vorher im Internet nach „natürlichem Progesteron", dort finden Sie viele Informationen. Mir geht es darum, Ihnen hier alle Gründe und Möglichkeiten aufzuzeigen.


Ein weiterer hormoneller Hinderungsgrund für die Gewichtsabnahme heißt:
PCOS = Polycystisches Ovariensyndrom.
Bei diesem Syndrom ist es so, dass die gebildeten Zysten Insulin absondern. Dies führt zu einer Blutzuckersenkung und damit zu Heißhunger und Gewichtszunahme. Es sind zu viele Östrogene und männliche Hormone vorhanden. So kann es auch zu einer öligen Haut kommen.
In diesem Fall muss der Arzt helfen und das Hormongleichgewicht wieder herstellen. Sie können die Gewichtsreduktion mit Entschlackungstagen und der Zufuhr von Vitaminen, Mineralstoffen und, ganz wichtig, mit guten Fettsäuren unterstützen, also Omega-3- und Omega-6-Fettsäuren.

## Allgemeine Ernährungsempfehlungen – Alles Zucker!

Als ich vor 25 Jahren angefangen habe, mich mit Ernährung zu beschäftigen, las man überall von den sogenannten DGE-Ernährungsempfehlungen. DGE steht für Deutsche Gesellschaft für Ernährung e. V. Sie war und ist die Fachgesellschaft für Ernährung, welche die Richtung vorgibt. Neben den 10 Ernährungsregeln gibt es Richtwerte zur Nährstoffzufuhr. Ich habe zur besseren Veranschaulichung die Nähwertrelationen aus der „Steinzeit" dazu geschrieben:

| Energie- aufnahme | „Steinzeit" | Empfehlung DGE | Ist-Zufuhr |
|---|---|---|---|
| Eiweiß | 33 % | 10–15 % | 16 % |
| Kohlenhydrate | 22 bis 40 % | 55–60 % | 49 % |
| Fett | 23–58 % | 30 % | 34 % |
| Raffinierter Zucker | 0 % | max. 10 % | 14 % |
| Ballaststoffe | 100–150 g/Tag | 30 g/Tag | 21 g/Tag |
| Salz | 1,7 g/Tag | 2 g/Tag | 10 g/Tag |

Tabelle: Quelle: Cordain et al., (2000) Am J Clin Nutr; 71:682-92

Diese Tabelle war mir damals noch nicht bekannt. Bekannt war nur die „Erkenntnis", dass Kohlenhydrate ohne Fett nicht fett machen könnten. Das bedeutete, man könnte so viele Salzstangen oder Gummibärchen essen, wie man wollte. Man würde nicht fett werden, weil diese Lebensmittel kein Fett enthalten. Heute wissen wir, dass auch und besonders Kohlenhydrate in Fett umgewandelt werden können. Ich habe damals nur Vollkornbrötchen gegessen, denn die können ja nicht fett machen, weil sie kein Fett enthalten. Das Gegenteil war der Fall …

Vor 16 Jahren habe ich dann angefangen zu studieren und im Studium musste ich mir immer noch anhören, wie gut Kohlenhydrate und wie böse Fett und Eiweiß sind. Ich wäre beinahe durch die Physiologie-Prüfung gefallen, weil ich behauptet habe, dass ein Sportler 2,0 g Eiweiß pro Kilogramm Körpergewicht benötigt. Ein Freizeitsportler braucht nur 0,8 g Eiweiß pro Kilogramm Körpergewicht. Das habe ich dann auch gesagt, um die Prüfung zu bestehen.

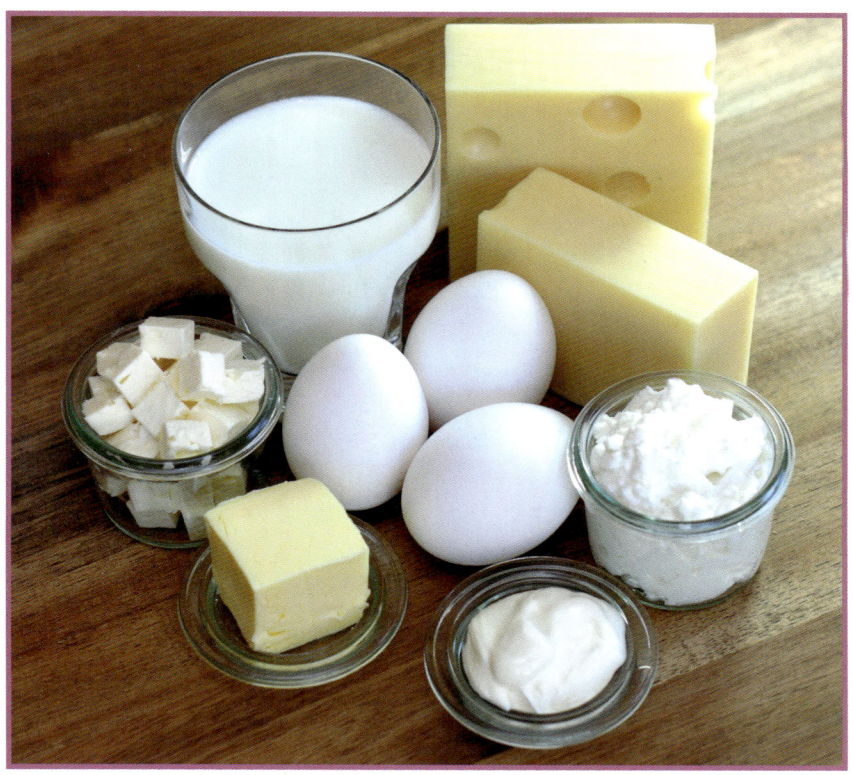

Stellen Sie sich vor, ich wäre mit diesen Empfehlungen ins Studio gegangen, um Menschen gesund und fit zu machen. Ich hätte die Menschen in den Diabetes geschickt!

**Nehmen wir ein Beispiel**

Ein 80 kg schwerer Mann benötigt, nach Empfehlungen der DGE, 64 g Eiweiß am Tag. Der Kalorienbedarf beträgt ca. 2500 Kilokalorien. Wenn er 64 g Eiweiß zuführt, dann bleiben noch ca. 2238 kcal übrig.

Rechnung: 1 Gramm Eiweiß hat einen Kaloriengehalt von 4,1 kcal. 64 x 4,1 kcal = 262 kcal. 2500 kcal minus 262 kcal = 2238 kcal.

Mehr als 30 % Fett soll man nicht essen. Das wären 750 kcal.

Rechnung: 30 % von 2500 kcal = 750 kcal

1 Gramm Fett hat den Kaloriengehalt von 9,3 kcal.

750 kcal geteilt durch 9,3 kcal = 81 g Fett.

Die restliche Kalorienmenge soll aus Kohlenhydraten gedeckt werden.

Rechnung:
2500 Gesamtkalorien minus 262 kcal aus Eiweiß minus 750 kcal aus Fett = 1488 kcal = Kohlenhydratkalorien

Ein Gramm Kohlenhydrate hat 4,1 kcal.
Rechnung:
1488 kcal geteilt durch 4,1 kcal = 363 g Kohlenhydrate = 16 Scheiben Brot

Es sollen also 16 Scheiben Vollkornbrot gegessen werden?
Wichtig: Jedes kohlenhydratreiche Lebensmittel wird zu Zucker abgebaut. Egal, ob man Weißbrot oder Vollkornbrot isst, der Körper macht daraus Zucker. Was würden Sie also sagen, wenn ich Ihnen empfehle, jeden Tag 121 Stück Würfelzucker zu essen? Ein Zuckerwürfel wiegt drei Gramm. Diese Menge würde man essen, wenn man so viele Kohlenhydrate essen würde.
Dabei besteht der vitale und schlanke Körper aus ca. 60 % Wasser, 15 % Fett, 14 % Eiweiß, 7 % Mineralstoffe und 1,2 % Kohlenhydrate. Aber wir sollen so viel davon essen? Diese kohlenhydratreichen Empfehlungen können keine artgerechten und gesunden Empfehlungen sein.

## Was passiert mit den Kohlenhydraten?

Die „Fische" haben verschiedene Möglichkeiten, mit den Kohlenhydraten fertig zu werden. Die beste Möglichkeit: Die Fische verbrennen die Kohlenhydrate durch ständiges hin und her schwimmen, also Verbrennung durch viel Bewegung. Die schlechte Möglichkeit für die Figur: Die Kohlenhydrate werden als Fett gespeichert. Sie werden von zu vielen Kohlenhydraten einfach dick. Die gesundheitlich schlechte Lösung: Ein Überschuss an Kohlenhydraten wird mit dem Urin ausgeschieden, Sie bekommen Diabetes. Die Stoffwechselentgleisung: Der Fisch nimmt die Kohlenhydrate auf, kann sie aber nicht verbrennen. Sie vergären oder, anders gesagt, verschimmeln und werden im Bindegewebe als Schlacke gespeichert. Diese „Schlacke" behindert dann den Stoffwechsel. Neben den kosmetischen Problemen wie Cellulite können auch Krankheiten entstehen.
Lösung: Reduzieren Sie sechs Tage pro Woche die Kohlenhydratzufuhr und genießen Sie dafür an einem Tag der Woche Kohlenhydrate. Legen Sie alle vier Wochen Entschlackungstage ein. Halten Sie Ihr Aquarium sauber!

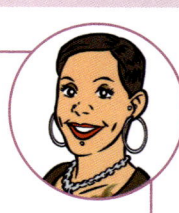

## Motivations-Tipp: „Stark und groß dank Spätzle mit Soß!"

Neulich war es wieder so weit: Nur dank meiner guten Erziehung schaffte ich es, irgendwie den Mund zu halten, und noch immer frage ich mich, ob das richtig oder falsch war. Meine Tochter und ich waren Eis essen, Mama bestellte sich den obligatorischen Cappuccino, Naomi freute sich wie immer über ihre Kugel Schokoeis mit Smarties, ohne Sahne. Am Nebentisch nahm kurze Zeit später eine Familie Platz, bei der mir der Mund offen stehen blieb: Vater, Mutter und Sohn waren deutlich übergewichtig, und der arme kleine Junge schien nicht einmal mehr einen Hals zu haben. Trotzdem bestellte sich jeder der drei den größten verfügbaren Eisbecher, natürlich mit Sahne, der in Rekordgeschwindigkeit geleert wurde – was durch akribisches Auskratzen der letzten Reste allen anderen Gästen kundgetan werden musste. Die Bedienung räumte die leeren Becher ab, fragte ob alles recht war und erhielt zur Antwort, dass die Portionen etwas klein gewesen seien. Meine Kinnlade klappte nun endgültig auf die Tischplatte, während die Familie sofort über das Abendessen zu diskutieren begann. Als der kleine Sohn sich wenig später aus seinem Stuhl wuchtete, sah ich den Aufdruck auf dem T-Shirt, das man ihm unter großem Kraftaufwand eng wie eine zweite Haut über seine Speckröllchen gezogen haben musste. Der Aufdruck lautete: „Stark und groß dank Spätzle mit Soß!".

Verstehen Sie mich bitte nicht falsch. Ich komme aus dem Schwabenland, wo zum Glück kein Kind ohne Spätzle mit Soß aufwächst. Ich habe sie geliebt, Naomi liebt sie, und wenn es in den Kantinen der ortsansässigen Unternehmen Spätzle mit Soß gibt, stehen selbst die Erwachsenen Schlange. Aber ist es wirklich nötig, die offensichtliche Fettleibigkeit des Sprösslings auch noch mit „lustigen" Sprüchen dieser Art zu unterstützen und sein ohnehin gestörtes Verhältnis zum Essen und zum eigenen Körper noch zu verstärken? Aber auch den eigenen Körper schmücken wir ja gerne mit lustigen Aufdrucken wie „Dieser Bauch war teuer!" etc. und betiteln die dickle Plauze so als „kostbares Accessoire". Seien wir doch bitte ehrlich: Ein dicker Bauch ist kein kostbares Accessoire, im schlimmsten Fall kommt er uns dennoch teuer zu stehen, nämlich wenn er uns womöglich eines Tages Lebenszeit kostet, unser wertvollstes Gut. Man kann und soll gerne über sich selbst lachen. Ich selbst mache das nur zu gerne, wenn ich wieder einmal mit beiden Absätzen im Schmutzfanggitter der Tankstelle steckenbleibe und die Automatiktüre vergeblich versucht, sich zu schließen während ich sie mit einem Lachkrampf blockiere. Aber sollten wir uns nicht selbst zu wichtig sein, um unsere Disziplinlosigkeit ins Lächerliche zu ziehen, nur um kein schlechtes Gewissen mehr haben zu müssen oder uns einzureden, dass man sich ja so wohl fühlt, wie man is(s)t?

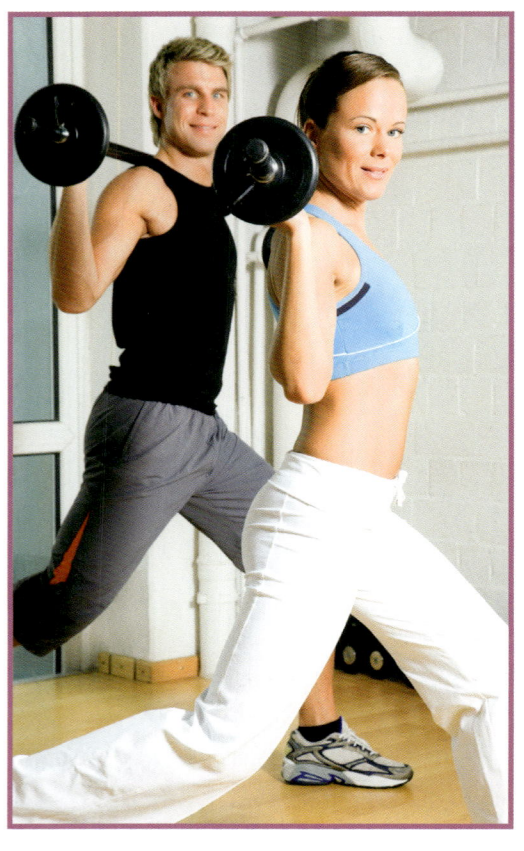

## Schlank oder krank durch Kohlenhydrate?

Zum Thema „gesunde Ernährung" gibt es unzählige Meinungen, die sich außerdem ständig ändern. In den 1980er Jahren war es das Fett, das krank und dick machen sollte. So galt damals die Empfehlung, möglichst wenig Fett zu essen. Diese Empfehlung steckt leider noch in vielen Köpfen. Fettarme Kohlenhydrate wie Nudeln, Gummibären und Salzstangen waren „ad libitum" auf Deutsch „ohne Ende" erlaubt. Besonders in den USA reagierte die Industrie auf diesen Trend mit der Produktion von LOW-FAT-Produkten. Doch leider sind die Menschen nicht schlanker geworden, sondern ganz im Gegenteil eher dicker und kranker, trotz verringertem Fettverzehr. Die Theorie klang doch logisch: Kohlenhydrate haben 4 Kilokalorien pro Gramm und Fett hat 9 Kilokalorien pro Gramm. Zudem wurde jahrelang behauptet, dass tierische Fette krank machten. Auch das konnte mittlerweile widerlegt werden. Die einzigen Fette, die krank machen können, sind die sogenannten gehärteten Pflanzenfette.

Seit mindestens zehn Jahren werden die Kohlenhydrate als Krank- und Dickmacher angeklagt. Immer mehr und mehr Wissenschaftler bestätigen dies. Bis auf die Wissenschaftler der DGE (Deutsche Gesellschaft für Ernährung e. V.). Sie empfehlen weiterhin – auch Diabetikern –, viele Kohlenhydrate zu essen und Fett sowie Eiweiß zu meiden. Auch die Krankenkassen unterstützen diese Meinung. Tragen Krankenkassen ihren Namen, weil sie Menschen krank machen? Es spricht nämlich viel dafür, dass eine zu hohe Zufuhr an Kohlenhydraten, vor allem Kohlenhydrate, die den Blutzuckerspiegel schnell ansteigen lassen, krank machen und damit Diabetes und das metabolische Syndrom fördern.

### Warum ist es besser, weniger Kohlenhydrate zu essen?

Die einfachste Begründung ist, weil der Mensch keine Kohlenhydrate benötigt! Sie werden kein seriöses Ernährungsbuch finden, in dem steht, dass Kohlenhydrate lebensnotwendig sind. Der Mensch kann bei Kohlenhydratmangel Fett verbrennen und aus den entstehenden Ketonkörpern Energie produzieren.

## Was macht die Kohlenhydrate so „gefährlich"?

Bei jeder Kohlenhydratzufuhr schüttet der Körper das Hormon Insulin aus. Insulin ist ein Türöffner für die Zellen, es schleust Kohlenhydrate, aber auch Fett und Aminosäuren ein. Werden über einen langen Zeitraum viele Kohlenhydrate, vor allem schnelle Kohlenhydrate, zugeführt, wird sehr viel Insulin ausgeschüttet. Die Zellen werden überflutet und reagieren dann nicht mehr auf das Insulin. Sie werden resistent. Die Folge ist, dass der Zucker (Kohlenhydrate) im Blut bleibt und damit der Blutzuckerspiegel steigt. Es entsteht Diabetes 2, mit all seinen Begleiterkrankungen (Herz-Kreislauf-Probleme, Gefäßablagerungen, hoher Blutdruck usw.). Und meistens auch noch Übergewicht, ständige Müdigkeit und Heißhunger.

## Die Lösung?

Die Lösung ist ganz einfach: Kraftsport! Ja richtig gelesen. Ganz altmodisches Training mit Hanteln und etwas Herz-Kreislauf-Training. Nur der Kraftsport öffnet die Zellen und verbrennt den überschüssigen Zucker. Zudem stärkt Kraftsport die Knochen und entlastet den Rücken. Die weiteren Effekte wie verbesserte Mobilität, Kraft im Alltag und Lebensfreude sollten auch nicht unterschätzt werden. In Kombination mit der oben aufgeführten Ernährung ist es ganz einfach. Jeder kann gesund und stark bleiben. Es ist so einfach!

## Fazit:

Der körperlich wenig aktive Mensch benötigt nur wenige Kohlenhydrate. Ganz auf Kohlenhydrate zu verzichten, ist nicht notwendig und auch nicht praxistauglich. Essen Sie ihre Kohlenhydrate morgens und reduzieren Sie sie im Laufe des Tages. Ab 16 Uhr sollten Sie die Zufuhr von Kohlenhydraten stark einschränken.

## Ausnahme Leistungssportler

Leistungsorientierte Sportler sollten nach dem Training je Trainingsminute 1 g Kohlenhydrate aufnehmen.

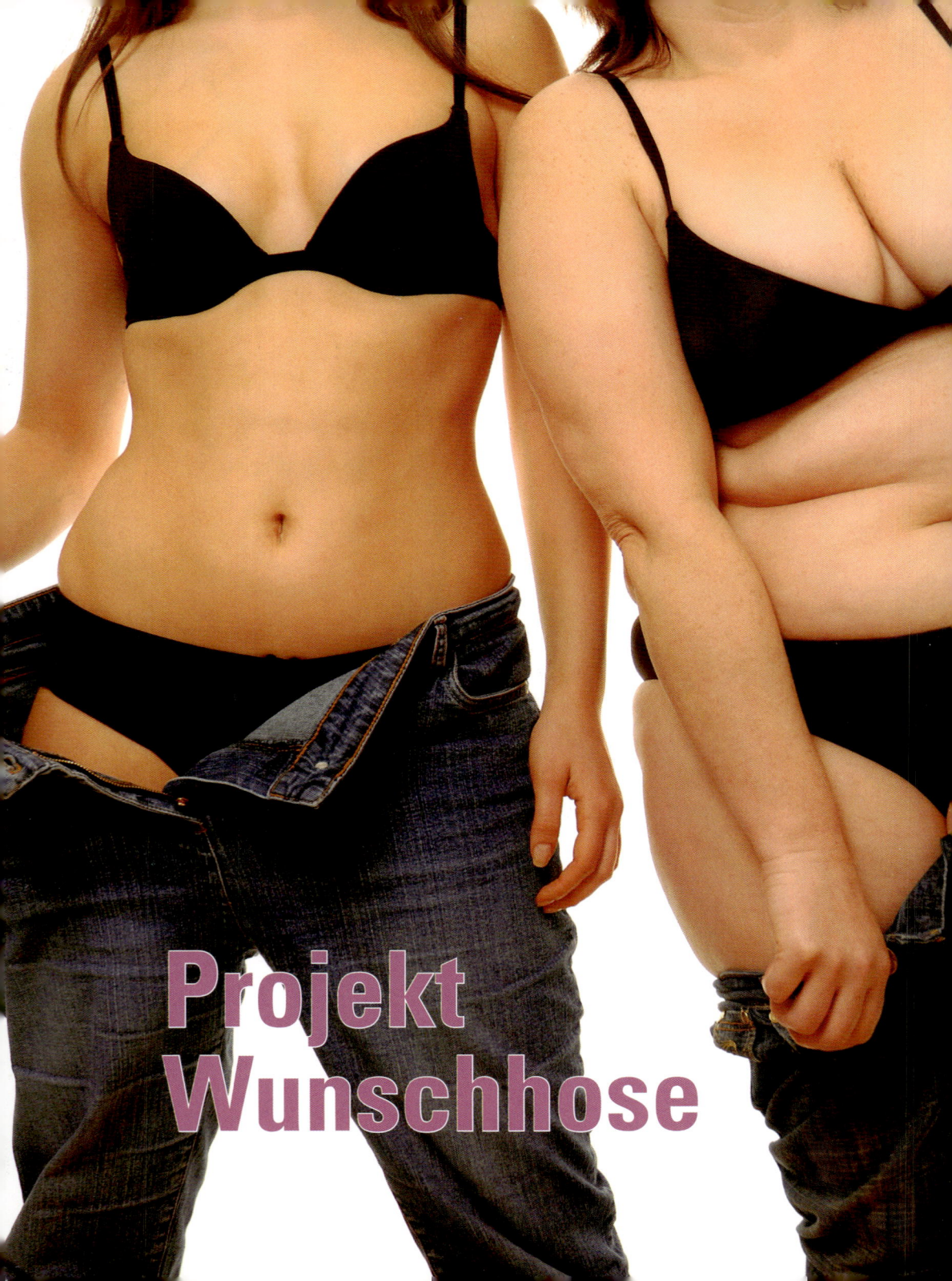

Projekt
Wunschhose

# Projekt Wunschhose

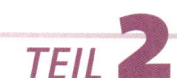

**TEIL 2**

- Sie möchten Ihr Körpergewicht reduzieren?
- Sie möchten eine straffe, schlanke Silhouette?
- Sie möchten endlich in Ihre ganz persönliche Wunschhose passen?

Wenn Sie diese drei Fragen mit „JA" beantworten, dann sind Sie hier genau richtig!

- Sie möchten ausgewogen und gesund essen?
- Sie möchten dabei keine langfristigen Verbote akzeptieren müssen?
- Sie möchten einen Plan, der Ihnen vorgibt was Sie essen sollen, aber dennoch Spielraum für Ihre persönlichen Vorlieben lässt?
- Sie möchten schnell Erfolge sehen?

Wenn Sie auch diese Fragen mit „JA" beantworten, dann ist das „Projekt Wunschhose" wie für SIE gemacht! „Projekt Wunschhose" liefert Ihnen eine Anleitung, mit der Sie Ihr Ziel erreichen werden! Kein Tag der vor Ihnen liegenden vier Wochen gleicht dem anderen, wenn Sie es nicht möchten. Aus den abwechslungsreichen Rezeptvorschlägen können Sie jeden Tag nach Ihren Vorlieben auswählen. Langfristige Verbote gehören der Vergangenheit an. Sie müssen lediglich jeweils einen Tag lang auf bestimmte Dinge verzichten – so bleiben Sie motiviert dabei. Und am Schlemmertag dürfen Sie einmal in der Woche essen, was immer Sie möchten.
Klingt verlockend? Dann probieren Sie es aus!

Um herauszufinden, welcher Körpertyp Sie sind und wie genau der Weg zur Ihrer persönlichen Wunschhose aussieht, benötigen wir einige Daten:

## Fragen zum Körperbau

1) Ihre Größe _____ cm
2) Ihr Gewicht _____ kg
3) Berechnen Sie bitte Ihren BMI (Body Mass Index)
BMI = kg/Größe (in cm) _____
4) Ihr Taillenumfang _____ cm
5) Ihr Hüftumfang? _____ cm

6) Berechnen Sie bitte Ihren **Wunschhosenfaktor A)**

= Taillenumfang in cm geteilt durch Größe in mm    _____

7) Berechnen Sie bitte Ihren **Wunschhosenfaktor B)**

= Taillenumfang in cm geteilt durch Hüftumfang in mm    _____

## Zur Erklärung:

Der **WUNSCHHOSENFAKTOR A)** stellt im Gegensatz zum BMI, der lediglich das Gewicht ins Verhältnis zur Körpergröße setzt, ein Maß dar, das Aussagen über die Verteilung des Körperfetts geben kann. Da vor allem das Bauchfett von gesundheitlicher Bedeutung ist, hat dieses Maß eine wesentlich höhere Aussagekraft als der BMI, welcher bei muskulösen Menschen zu Fehlinterpretationen führen kann. **Ergebnisse unter 0,5** sind bei unter 40-jährigen als unkritisch zu beurteilen, **je höher der Wert die 0,5 übersteigt, desto höher das gesundheitliche Risiko.** Für Menschen im Alter von über 50 erhöht sich die Grenze des kritischen Wertes auf 0,6.

Im Gegensatz dazu wurde der **WUNSCHHOSENFAKTOR B)** vor allem als ästhetisches Maß eingeführt, das jedoch auch zur Abschätzung der Körperfettverteilung herangezogen werden kann. **Aus gesundheitlicher Sicht sollte der WHF bei Männern unter 1, und bei Frauen unter 0,85 liegen.** Liegen die Werte darüber, spricht man vom sogenannten Apfeltyp. Hier wird überschüssiges Körperfett vor allem im Bauchbereich angelagert, was zu gesundheitlichen Risiken führen kann. Liegen die Werte unter den angegebenen Grenzwerten, so spricht man vom „Birnentyp". Hier sammelt sich überschüssiges Körperfett bevorzugt im Bereich von Gesäß und Oberschenkeln, was vor allem ein ästhetisches Problem darstellt.

## Kreuzen Sie an:

### Mein Bauch...

☐ Ist flach, unabhängig von der Tageszeit oder der Ernährung

☐ Ist flach, sollte aber noch durch gezieltes Training gestrafft werden

☐ Ist morgens flach, aber je nachdem, was ich über Tag esse, zeigt sich eine Wölbung am Unterbauch, weil ich mich oft nach dem Essen aufgebläht fühle

☐ Ist unter dem Bauchnabel sichtbar nach vorn gewölbt

☐ Ist auch über dem Bauchnabel nach vorn gewölbt

☐ Mein Wunschhosenfaktor A) liegt unter 0,5 (wenig Bauchfett im Verhältnis zur Größe)

☐ Mein Wunschhosenfaktor A) liegt über 0,5 (viel Bauchfett im Verhältnis zur Größe)

## Mein Oberschenkel-/Gesäßbereich...

- ☐ Ist wohlgeformt und könnte durch Training noch ein wenig gefestigt werden
- ☐ Ist nicht zu dick, aber das Gewebe ist nicht so straff, wie ich es gern hätte
- ☐ Ist stärker ausgeprägt als mein Bauch und meine eigentliche Problemzone
- ☐ Ist vor allem ein ästhetisches Problem, da ich stark zu Cellulite neige
- ☐ Ist so stark ausgeprägt, dass meine Oberschenkel aneinander reiben
- ☐ Mein Wunschhosenfaktor B) liegt unter 0,85 (Apfeltyp)
- ☐ Mein Wunschhosenfaktor B) liegt über 0,85 (Birnentyp)

Sie haben nun Ihren Bauch- und Oberschenkeltypus berechnet. Entscheiden Sie sich nun für Ihre ganz persönliche Wunschhose! Legen Sie ein Ziel fest, das Sie in den kommenden vier Wochen erreichen wollen.

Ihr ganz persönlicher Fortschritt:

| NAME: | | GRÖSSE: | |
|---|---|---|---|
| | **Vorher:** | **Nach 14 Tagen:** | **Nachher:** |
| **Gewicht** | | | |
| **BMI** | | | |
| **Wunschhosenfaktor A)** | | | |
| **Wunschhosenfaktor B)** | | | |
| **Hosengröße** | | | |

**Wir begleiten SIE bei der Verwirklichung Ihres ganz persönlichen Ziels und wünschen VIEL ERFOLG!!**

*Diven schwitzen nicht beim Workout – sie beginnen zu glitzern!*

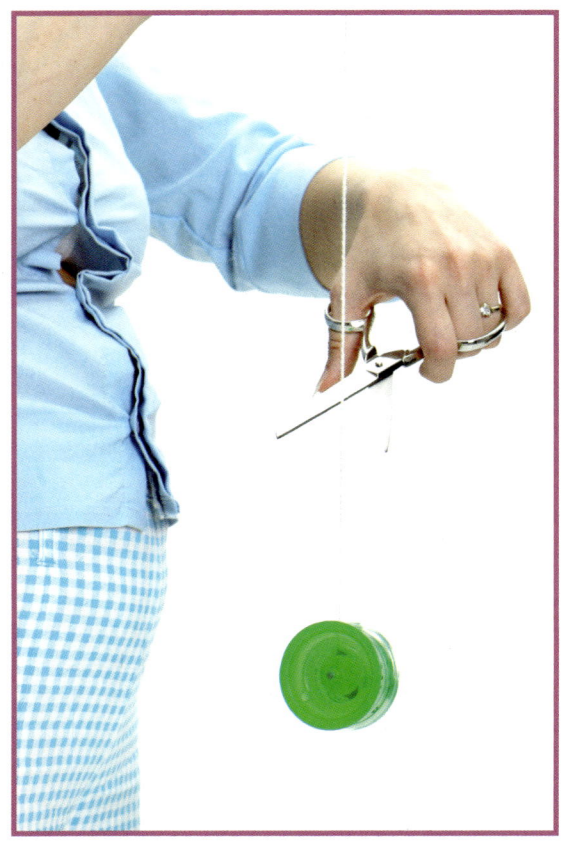

# Die 3-2-1 Diät

**Aller Anfang geht schnell ...**

Nach über 20 Jahren Diät-Beratungspraxis komme ich immer wieder zu einer Feststellung: Anfangs gehen die Kilos schnell runter, aber dann stockt es oder im schlimmsten Fall gehen die Kilos wieder rauf. Unser Organismus ist einfach zu schlau und wehrt sich in den meisten Fällen gegen eine langfristige Gewichtsreduktion. Der Grund liegt in der „Langeweile". Nicht umsonst heißt es so schön: Mein Stoffwechsel ist zu langsam ...

Wer immer wieder das gleiche tut, wird auch immer nur das gleiche erreichen. Das heißt also, der Organismus oder Stoffwechsel gewöhnt sich daran und sieht keinen Grund darin, etwas zu ändern. Um diesen „gelangweilten Stoffwechsel" auf Trab zu bringen, habe ich in den letzten acht Jahren die 3-2-1-Diät entwickelt, die dem Stoffwechsel immer wieder neue Reize gibt, damit er nicht einschläft.

**Wie funktioniert die 3-2-1 Diät?**

Die erste gute Nachricht: Der Sonntag ist ein Schlemmertag – für ihn gibt es kaum Vorgaben zur der Ernährung.
Tipp: Nehmen Sie die erste Mahlzeit gegen 10 Uhr ein und genießen Sie einen köstlichen Obstsalat.

**Die sechs Tage der Diät (3-2-1)**

3 Straffungstage mit drei Mahlzeiten.
2 knackige Schlanktage, durchgeführt vor den Trainingstagen. Meine Empfehlung: Zwei Trainingstage pro Woche
1 süßer Stoffwechseltag. Vorzugsweise am Samstag. Letzte Mahlzeit um 18 Uhr.

Bevor wir starten, die wichtigste Erkenntnis: Es gibt keine bösen Nährstoffe! Die sogenannten Low-Carb-Anhänger verteufeln die Kohlenhydrate als Dickmacher. Die Low-Fat-Anhänger verteufeln das Fett als Dickmacher. Außerdem wird Eiweiß als Nierenschädlich bezeichnet.

Bringen wir es auf den Punkt: Nur wer weniger Kalorien zuführt als er verbraucht, nimmt ab. Das ist bestimmt nichts Neues. Aber wie funktioniert das in der Praxis? Wenige Kohlenhydrate zu essen ist die beste Möglichkeit, um Körperfett zu verlieren. Wenn aber für zu lange Zeit „Low Carb" gelebt wird, schläft der Stoffwechsel ein. Sie bemerken es daran, dass Sie zum Beispiel schnell frieren. Das liegt daran, dass das Schlankheitshormon Leptin nicht mehr produziert wird.

Zu viele Kohlenhydrate machen dick. Wenn aber die Speicher durch eine Low-Carb-Diät für lange Zeit leer waren, dann bringt eine kurzzeitige Erhöhung der Kohlenhydratmenge

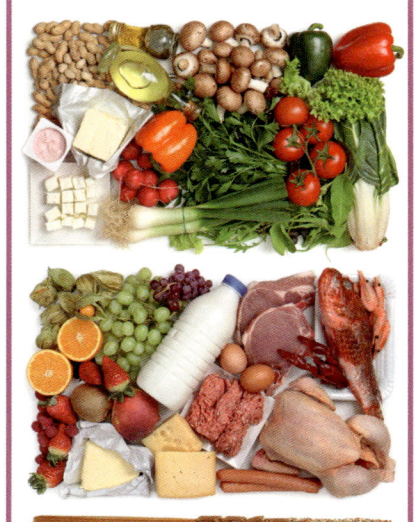

einen starken Stoffwechselpush. Sie werden dann eine erhöhte Wärmebildung des Körpers feststellen – das Schlankheitshormon Leptin wird wieder produziert.

Fett macht fett! Stimmt – wenn es einfach zu viel wird. Im richtigen Moment sorgen jedoch die richtigen Fette für eine ausgeglichene Hormonproduktion und eine Verbesserung der Zellaktivität. Die Zelle wird durchlässiger und lässt das gespeicherte Fett raus. Das Fettverbrennungshormon Glukagon kann dann wirken.

Die 3-2-1-Diät kombiniert sämtliche positive Eigenschaften der Nährstoffe und pusht Ihren Stoffwechsel. So wird es weder für Sie noch für Ihren Stoffwechsel langweilig.

Entschuldigung, aber einen bösen Nährstoff gibt es doch: die sogenannten gehärteten Fette. Sie sind wirklich gesundheitsschädlich. Hüten Sie sich also vor Lebensmitteln, die in der Zutatenliste „Pflanzenöl gehärtet bzw. z. T. gehärtet" aufweisen.

## Wie funktioniert die 3-2-1 Diät?

In den letzten 25 Jahren habe ich immer gepredigt, dass je mehr Muskulatur vorhanden ist, desto schneller und einfacher geht die Gewichtsreduktion. Das stimmt immer noch, aber ich habe etwas „Neues" herausgefunden: Hormone sind immer stärker als Muskeln!

Sie kennen bestimmt folgende Situation: Wenn jemand aus gesundheitlichen Gründen Cortisol nehmen muss, dann schwemmt diese Person auf und nimmt an Körperfett zu, auch wenn diese Person fast nichts isst. Das Medikament Cortisol baut Muskeln ab und wandelt sie in Fett um.
Oder das sogenannte PCOS = Polyzystischen Ovarialsyndrom. In diesem Fall sondern Zysten ständig das Masthormon Insulin aus. Die Folge ist eine Gewichtszunahme. In diesen Fällen hilft keine Diät. Da kann nur der Arzt helfen.

„Gesunde Dicke" – bitte verzeihen Sie mir diesen Ausdruck – können allerdings mithilfe einer angepassten Hormonstoffwechseldiät die eigenen natürlichen Hormone zur Gewichtsreduktion nutzen und für sich arbeiten lassen. Vor allem im Schlaf!

Welche Hormone machen dick, welche machen schlank und wie kann die Ernährung diese Hormone steuern?

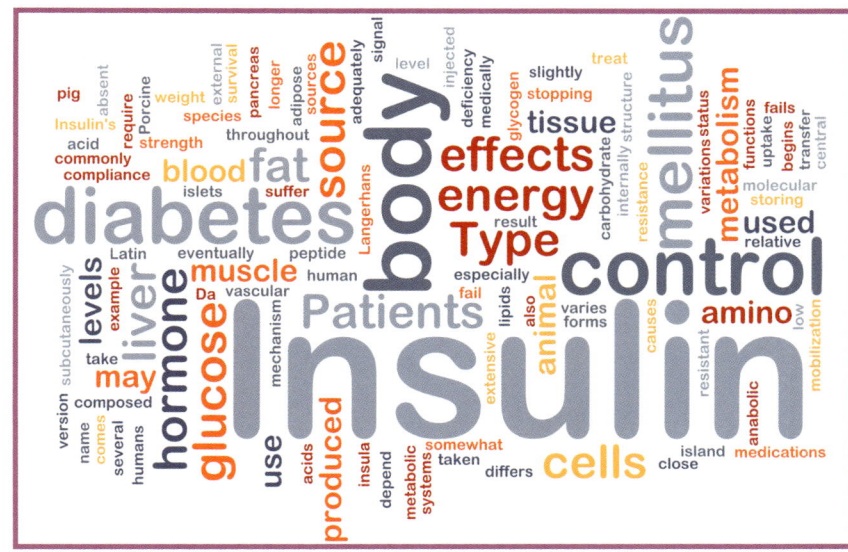

| Hormon | Funktion | Beeinflussung durch Ernährung | Unerwünschte Nebenwirkung |
|---|---|---|---|
| Insulin | Transportiert Kohlenhydrate = Zucker, Fett und Aminosäuren in die Zellen. Zu viel Insulin stoppt die Fettverbrennung | Wer weniger Kohlenhydrate isst, produziert weniger Insulin und wird schlank. | Wird zu lange Zeit zu wenig Insulin produziert, wird Muskulatur ab- bzw. nicht aufgebaut. UND das Schlankheitshormon Leptin (von Leptos = dünn) wird nicht mehr produziert. Deswegen funktionieren auf lange Sicht die Low-Carb-Diäten nicht |
| Leptin | Regelt als eine Art Thermostat die allgemeine Fettverbrennung, d.h. ob der Stoffwechsel langsam oder schnell läuft | Regelmäßige Mahlzeiten mit Kohlenhydraten erhöhen die Leptinproduktion | Zu viele Leptinspitzen führen zu einer Resistenz an den Fettzellen und die Fettverbrennung funktioniert nicht mehr |
| Wachstums-hormon | Verbrennt vor allem im Schlaf Körperfett und baut Muskulatur auf. Es wird auch als Schönheits-hormon bezeichnet, weil es die Haut regeneriert. Augenringe am Morgen weisen auf eine zu geringe Regenerationszeit, auf einen Wachstumsmangel hin. | Dieses Hormon wird vor allem in den ersten Stunden des Schlafes produziert. Die Produktion ist am höchsten, wenn vor dem Schlafengehen nichts und vor allem keine Kohlenhydrate gegessen werden. | Das Wachstumshormon hat keine Nachteile für die Gesundheit und Fettreduktion, eher Vorteile. |
| Cortisol | Dieses Stresshormon wird vor allem gegen 3 Uhr morgens produziert und sorgt dafür, dass wir morgens aufwachen. Es baut Muskeln zu Zucker ab. Sehr gestresste Menschen, haben einen Überschuss dieses Hormons und gehen mitten in der Nacht an den Kühlschrank, weil das Cortisol zu viel Zucker produziert hat. Diese Menschen wachen dann auf, weil sie durch die Insulinproduktion unterzuckert sind. Tagsüber hilft es uns, mit Stress fertig zu werden, es baut aber immer Muskulatur ab. Der dann entstehende Zucker lagert sich um den Bauchnabel herum an. | Regelmäßige ausgewogene Mahlzeiten unterdrücken die Cortisolproduktion | Die regelmäßigen meist unaus-gewogenen Mahlzeiten sorgen für zu viel Insulin und damit zur Gewichtszunahme |

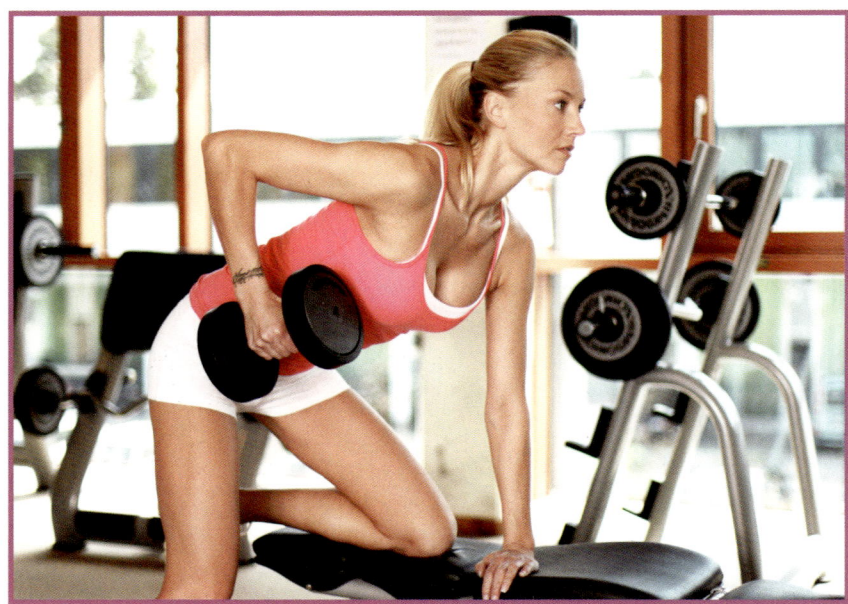

Kompliziert? Nein eigentlich ganz einfach. Sie müssen nur die natürlichen Funktionen des Körpers ausnutzen und ihn austricksen.

Fassen wir noch einmal zusammen: Das Wachstumshormon verbrennt Fett im Schlaf. Am besten, wenn man vor dem Schlafengehen keine Kohlenhydrate, dafür aber viel Eiweiß isst, mindestens an fünf Tagen pro Woche. In der 3-2-1-Diät tun Sie das an den „3"er-Tagen und an den „2"er-Tagen.

Wenig Insulin macht schlank. Auch hier sind es die „3"er- und „2"er-Tage, die diese Voraussetzung erfüllen. Wenig Insulin über lange Zeit bremst insgesamt den Stoffwechsel. Damit dies nicht passiert, ist der „1"er-Tag der Stoffwechselpushtag und Leptinverstärker. Cortisol verbrennt Muskulatur und Fett. Wir brauchen also etwas Cortisol zur Fettverbrennung. Wir dürfen aber nicht dem Muskelabbau den Vorrang überlassen. Deswegen gibt es an fünf Tagen pro Woche morgens Kohlenhydrate, um das böse Cortisol zu blocken: Das sind die „3"er-Tage und Tag „1" sowie der Sonntag.

**MAXIMALE FETTVERBRENNUNG durch abgestimmtes Training und Ernährung**
Ich empfehle zwei knackige Trainingseinheiten im Fitness-Studio oder Mikrostudio. Mikrostudios sind Studios, die vor allem sogenannte EMS-Geräte oder Hypoxygeräte ein-

setzen. EMS steht für Elektrische Muskelstimulation. Das Gerät sendet über am Körper angebrachte Elektroden Impulse aus, die die Muskeln stimulieren. Klingt erst einmal merkwürdig, aber probieren Sie es bitte einmal aus. Die Zeitersparnis und der Trainingseffekt sind enorm.

Probieren Sie beide Arten des Trainings aus und entscheiden sich für die Methode, die für Sie besser ist. Ich wechsle das Training immer ab, damit es nicht langweilig wird.

Die „2"er-Tage führen Sie immer am Tag vor dem Training aus, denn diese Schlanktage liefern wenige Kalorien und Kohlenhydrate. Der Körper ist quasi „leer".

Der Trainingstag ist ein „3"er-Tag, an dem es viele gute Nährstoffe gibt. Obwohl Sie mehr essen, besteht nicht die Gefahr der Körperfettzunahme. Denn einerseits sind die Speicher ja leer und andererseits verbrauchen Sie beim Training wieder Kohlenhydrate. Fettaufbau ist dann nicht möglich. Vielleicht lagern Sie etwas Wasser ein, Wasser ist aber kein Fett.

Verbrennende Muskulatur wird nur in Ruhe aufgebaut. Das Training ist lediglich ein Reiz. Wenn am Wochenende mehr Kalorien, Kohlenhydrate und Eiweiß gegessen werden, so ist das die Zeit des Muskelaufbaus. Sie haben also immer wechselnde Phasen. Aufbau und Abbau wechseln sich in regelmäßigen Abständen ab. So schläft der Stoffwechsel nie ein.

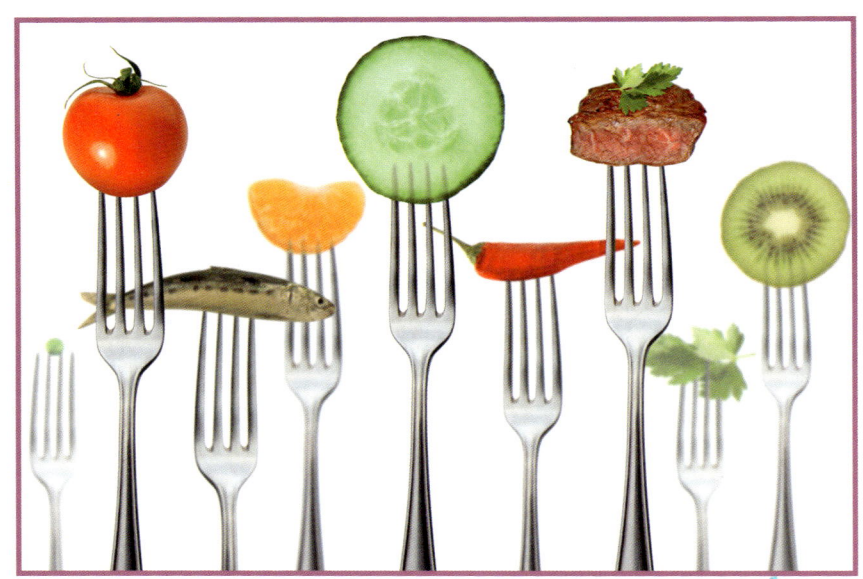

## Projekt Wunschhose – 28-Tage-Übersicht

| | | | |
|---|---|---|---|
| 0 | Samstag | Ausleitungstag – schnell schlank werden | |
| 0 | Sonntag | Ausleitungstag | |
| 1 | Montag | Schlanktag | |
| 2 | Dienstag | Vitaltag | Training |
| 3 | Mittwoch | Schlanktag | |
| 4 | Donnerstag | Vitaltag | Training |
| 5 | Freitag | Vitaltag | |
| 6 | Samstag | Turbo-Stoffwechseltag, Ende 18 Uhr | |
| 7 | Sonntag | Essen nach Wunsch, Beginn 10 Uhr | |
| 8 | Montag | Schlanktag | |
| 9 | Dienstag | Vitaltag | Training |
| 10 | Mittwoch | Schlanktag | |
| 11 | Donnerstag | Vitaltag | Training |
| 12 | Freitag | Vitaltag | |
| 13 | Samstag | Ausleitungstag | |

| 14 | Sonntag | Essen nach Wunsch, Beginn 10 Uhr | |
|----|---------|----------------------------------|----------|
| 15 | Montag | Schlanktag | |
| 16 | Dienstag | Vitaltag | Training |
| 17 | Mittwoch | Schlanktag | |
| 18 | Donnerstag | Vitaltag | Training |
| 19 | Freitag | Vitaltag | |
| 20 | Samstag | Turbo-Stoffwechseltag, Ende 18 Uhr | |
| 21 | Sonntag | Essen nach Wunsch, Beginn 10 Uhr | |
| 22 | Montag | Schlanktag | |
| 23 | Dienstag | Vitaltag | Training |
| 24 | Mittwoch | Schlanktag | |
| 25 | Donnerstag | Vitaltag | Training |
| 26 | Freitag | Vitaltag | |
| 27 | Samstag | Turbo-Stoffwechseltag, Ende 18 Uhr | |
| 28 | Sonntag | Essen nach Wunsch, Beginn 10 Uhr | |

## Projekt Wunschhose – Kurzbeschreibung

### Ausleitungstage

Bevor Sie mit dem „Projekt Wunschhose" beginnen, legen Sie 2 Ausleitungstage ein. An diesen Tagen ernähren Sie sich ausschließlich von einer Gemüsesuppe, die schnell und einfach zubereitet werden kann, und verschiedenen Obst und Gemüsesorten, die Sie im Rezeptteil finden. Kochen Sie die Suppe bitte jeden Tag frisch und jeweils genug für einen ganzen Tag. Zusätzlich trinken Sie an diesem Tag reichlich Wasser, Brennnessel-tee und ein Basengetränk (z. B. Basica). Verzichten Sie an diesen Tagen auf Salz, Kaffee und Nikotin, um Ihren Körper während der Ausleitungstage bestmöglich zu unterstützen.

### 1 – Turbo-Stoffwechseltag

Wie aus der Tabelle ersichtlich, liegt Tag 1 – der Turbo-Stoffwechseltag – jeweils an einem Samstag. Das Ziel dieses Tages ist, im Rhythmus von jeweils zwei Stunden insgesamt fünf Mahlzeiten zu sich zu nehmen.

Trinken Sie morgens nach dem Aufstehen 200 ml handwarmes Wasser mit dem Saft einer halben Zitrone und 15 Tropfen Ingwerkonzentrat. Ihre Mahlzeiten an diesem Tag gestalten Sie reich an Kohlenhydraten. Die Nährstoffe Fett und Eiweiß nehmen Sie nur in geringen Mengen zu sich. Ihre letzte Mahlzeit an diesem Tag nehmen Sie um 18 Uhr zu sich, um darauf folgend eine 16-stündige Fastenphase einzulegen. Dementsprechend beginnen Sie am Sonntag erst um 10 Uhr mit einem leckeren Frühstück.

**Zusammenfassung:**
- 5 Mahlzeiten im Abstand von je 2 Stunden
- Viele Kohlenhydrate
- Letzte Mahlzeit um 18 Uhr

## 2 – Schlanktag

Durch 2 Schlanktage pro Woche tun Sie nicht nur Gutes für eine schlanke und straffe Figur, Sie bleiben durch die fast völlige Freiheit auch motiviert. Denn gerade als Frau ist ein weiterer positiver Effekt interessant für Sie: Durch die Einschränkung der Kalorien und Kohlenhydrate an zwei Tagen pro Woche können Sie aktiv das Risiko vermindern, an Brustkrebs zu erkranken. Zu diesem Ergebnis kam eine Studie, bei welcher festgestellt werden konnte, dass die Entzündungs- und Krebsmarker, die für die Entstehung von Brustkrebs verantwortlich sind, auf diese Weise verringert werden können.

Die Schlanktage legen Sie jeweils am Tag vor dem Training ein (Montag und Mittwoch). Auch hier ist das Ziel, fünf Mahlzeiten zu sich nehmen. Den Rhythmus können Sie jedoch etwas flexibler gestalten, indem Sie etwa alle 2–3 Stunden essen. Beginnen Sie diese Tage ebenfalls mit 200 ml handwarmem Wasser mit dem Saft einer halben Zitrone sowie 15 Tropfen Ingwerkonzentrat. Im Anschluss beginnen Sie wie gewohnt mit den Mahlzeiten, wobei Sie flexibel aus den Vorschlägen wählen können. Am Schlanktag nehmen Sie bevorzugt eiweißreiche Lebensmittel zu sich und beschränken den Verzehr von Kohlenhydraten, besonders solche aus Brot, Reis, Nudeln und Obst, auf ein Minimum.

### Zusammenfassung:
 – 5 Mahlzeiten im Abstand von 2–3 Stunden
 – Eiweißbetont

## 3 – Vitaltag

Die Vitaltage finden an Ihren Trainingstagen (Dienstag und Donnerstag) und zusätzlich am Freitag statt. An diesen Tagen nehmen Sie lediglich 3 Mahlzeiten im Rhythmus von 4–6 Stunden zu sich, nachdem Sie wie gewohnt mit 200 ml Wasser, dem Saft einer halben Zitrone und 15 Tropfen Ingwerkonzentrat in den Tag gestartet sind. Am Vormittag beginnen Sie mit einem kohlenhydratreichen Frühstück nach den angegebenen Vorschlägen. Mittags wählen Sie eine ausgewogene Mischkost, die alle Nährstoffe – Kohlenhydrate, Fette und Eiweiß – enthalten sollte. Die Abendmahlzeit hingegen gestalten Sie eiweißreich und schränken die Kohlenhydrate auf ein Minimum ein, um nächtliche Regenerationsprozesse und die Fettverbrennung zu optimieren. Mittags und Abends orientieren Sie sich, wie an jedem anderen Tag, an den Vorschlägen.

**Zusammenfassung:**

- 3 Mahlzeiten im Abstand von 4–6 Stunden
- Morgens: Kohlenhydratreich
- Mittags: Mischkost
- Abends: Eiweißreich

### Der Sonntag

Am Sonntag lautet die einzige Vorgabe: Essen Sie nicht vor 10 Uhr morgens! Der Sinn, der sich dahinter verbirgt ist, dass Sie auf diese Weise eine Fastenphase von 16 Stunden einhalten, da Sie samstags die letzte Mahlzeit um 18 Uhr eingenommen haben. In dieser Fastenphase wird kein zusätzliches Insulin ausgeschüttet, sodass Ihre Fettverbrennung auf Hochtouren laufen kann. Denn Insulin senkt zwar den Blutzuckerspiegel, blockiert aber gleichzeitig die Fettverbrennung. Da der größte Teil der 16 Stunden in der Nacht liegt, wird Ihnen die lange Ess-Pause gar nicht lang vorkommen und Sie können sich auf ein leckeres Frühstück freuen! An diesem Tag müssen Sie sich an keine Regeln halten, außer dass Sie auch diesen Tag mit dem Ingwer-Zitronen-Wasser beginnen sollten. Essen Sie worauf Sie, Lust haben! Guten Appetit!

**Zusammenfassung:**

- Frühstück um 10 Uhr
- ansonsten keine Regeln

## Noch etwas allgemeingültiges zum Ende:

Kalorienzählen ist häufig kompliziert, ermüdend und ungenau. Und keine Sorge, das wird auch nicht von Ihnen erwartet. Doch um das Körpergewicht zu halten oder sogar den Körperfettanteil zu senken, ist es sinnvoll, den Überblick über die Energieaufnahme zu behalten. Damit die Motivation und die Freude am Essen nicht zwischen all den Zahlen und Rechnungen verloren gehen, können Sie es sich leichter machen. Kein zermürbendes zählen, kein abwiegen von Lebensmitteln. Sie brauchen weder Waage, noch Kalorientabellen, -rechner oder diverse Apps und Programme. Das Einzige, was Sie benötigen, ist Ihre Hand und die Fähigkeit, bis zwei zu zählen.

## So gilt für Frauen:

- – zu jeder Mahlzeit proteindichte Lebensmittel vom Ausmaß einer Ihrer Handflächen
- – zu jeder Mahlzeit eine faustgroße Menge an Gemüse
- – sollen kohlenhydratreiche Lebensmittel die Mahlzeit ergänzen, so wählen sie eine hohle Hand voll
- – sollen fettreiche Lebensmittel die Mahlzeit ergänzen, so wählen sie eine Daumenlänge dieser Lebensmittel

Die Größe Ihrer Hand steht in Relation zur Größe Ihres Körpers. So haben Sie stets ein gutes Maß bei sich, um die Portionsgröße der Mahlzeiten angemessen und individuell zu wählen.

Wie jede andere Variante der Nahrungskontrolle, sollten Sie auch diese Form flexibel gestalten und an Ihre persönlichen Gegebenheiten anpassen. Achten Sie auf Gefühle wie Hunger und Sättigung und passen Sie Ihren Ernährungsstil außerdem an Ihren individuellen Bedarf und Ihre Ziele an!

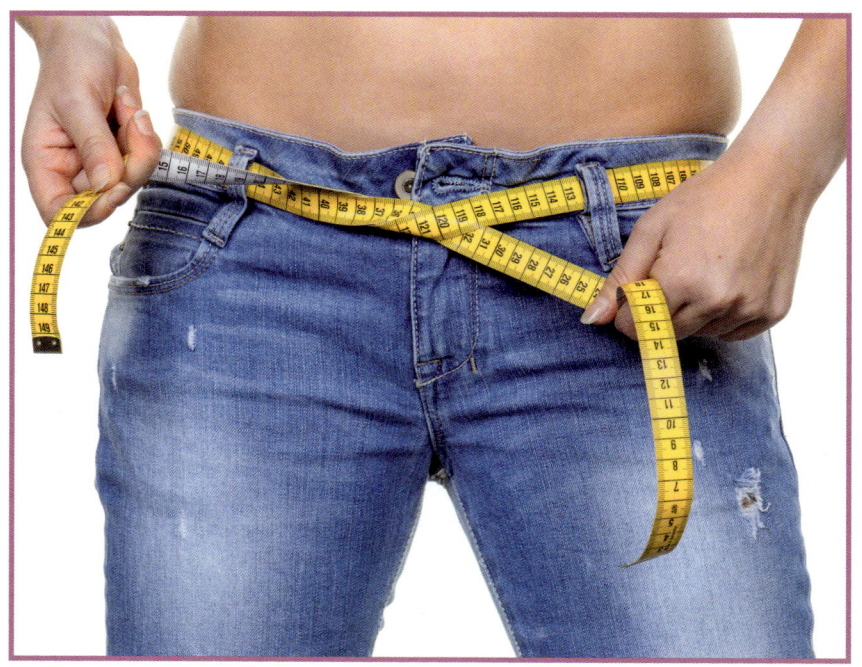

## Ausleitungstage

**Gemüsesuppe:**

½ Zwiebel
1 Bund Petersilie
1 kleine Sellerieknolle
½ Weißkohl
1 Stange Lauch
1 kleine Zucchini
1 Lorbeerblatt
etwas Basilikum

*Arbeite an deinem Körper, weil du ihn liebst, nicht weil du ihn hasst.*

Schneiden Sie das gewaschene Gemüse in kleine Würfel und lassen Sie es für zwei Stunden in einem Liter Wasser leicht köcheln. Gießen Sie die Brühe durch ein Sieb ab und trinken Sie einen Liter Suppe in kleinen Mengen über den Tag verteilt.
Tipp: Mit etwas Sojasauce abschmecken.
Die Suppe muss jeden Tag frisch gekocht werden.

**Weiteres Obst und Gemüse für einen Tag:**
1 Wassermelone und 500 g Erdbeeren (auch TK) und 500 g Heidelbeeren (auch TK)
**ODER:**
1 Ananas, 4 Orangen, 1 Apfel

**Zusätzlich:**
2 Salatgurken, 1 Grapefruit, 50 g Haselnüsse, 2 Kiwis, 1 Kohlrabi
3 weich gekochte Hühnereier (je 1 am Morgen, Mittag und Abend)

Sollten Sie es nicht schaffen, die Menge an Obst, Gemüse und Gemüsebrühe zu essen, dann zwingen Sie sich nicht!
Wichtig ist, dass Sie darauf verzichten zu salzen und **viel trinken:**
2 l Wasser mit insgesamt 5 EL Apfelessig und einigen Spritzern Zitronensaft, über den Tag verteilt
1 l Brennnesseltee
2 Tassen eines Basengetränks (z.B. Basica)

## 3 – Vitaltag

**Frühstücksvariationen:**

| | |
|---|---|
| Vorschlag 1 – süß | 6 EL ungezuckertes Müsli<br>1 Banane oder andere Früchte der Saison (ca. 120 g)<br>200 g Naturjoghurt (1,5 % Fett)<br>1 TL Honig<br>ggfs. ein Schuss Milch (0,3 % Fett) |
| Vorschlag 2 – fruchtig | 1 Banane<br>1 Pfirsich<br>150 g Beerenmix (TK)<br>1 TL Agavendicksaft mit 200 g Naturjoghurt (0,3 % Fett) püriert |
| Vorschlag 3 – herzhaft | 3 EL Magerquark mit Salz, Pfeffer und Kresse angerühren, die Masse auf 2 Scheiben echtem Vollkornbrot verteilen und mit Paprikastreifen garnieren. Dazu 1 Apfel |
| Vorschlag 4 – pikant | 2 Scheiben echtes Vollkornbrot mit 3 EL 3-Pfeffer-Quark bestreichen und mit Paprikastreifen garnieren. Dazu 1 Glas Orangen-Direktsaft |
| Vorschlag 5 – süß | 6 EL kernige Haferflocken mit 1 Apfel (in Stücke geschnitten) und 200 ml fettarmer Milch kurz aufkochen und so lange ziehen lassen, bis ein Brei entsteht. Im Anschluss mit 1 TL Honig und etwas Zimt verfeinern |
| Vorschlag 6 – fruchtig zum Trinken | 300 ml Orangen-Direktsaft mit 3 EL Schmelzflocken und 1 Banane pürieren, bis sich die Schmelzflocken aufgelöst haben |

| | |
|---|---|
| Vorschlag 7 – exotisch | 6 EL kernige Haferflocken mit 1 Banane und 200 ml fettarmer Milch und 1 EL fettarmer Kokosmilch kurz aufkochen und solange ziehen lassen, bis ein Brei entsteht. Im Anschluss mit Currypulver würzen |
| Vorschlag 8 – schokoladig und vegan | 6 EL ungezuckertes Müsli<br>100 g Früchte der Saison<br>150 g Sojajoghurt (1,5 % Fett)<br>1 TL echter Kakao<br>ggfs. ein Schuss Sojamilch |
| Vorschlag 9 – schokoladig zum Trinken | 300 ml fettarme Milch mit 1 Banane und 2 EL Schmelzfocken pürieren und kurz aufkochen, 1 TL Zartbittercreme darin auflösen |
| Vorschlag 10 – herzhaft exotisch | 3 EL Magerquark mit Curry- und Paprikapulver, etwas Salz und Pfeffer würzen, mit 1 Scheibe Ananas und einem Schuss fettarmer Milch pürieren, die Masse auf 2 Scheiben Vollkornbrot verteilen und mit den Stücken einer weiteren Scheibe Ananas belegen |

## Vorschläge für das Mittagsmenü

| | |
|---|---|
| Vorschlag 1 – Hähnchenbrustfilet mit Reis und Gemüse | 125 g angebratenes Hähnchenbrustfilet in Streifen<br>60 g Reis (Trockengewicht)<br>100 g TK- oder frischer Brokkoli<br>100 g grüne Bohnen<br>2 EL fettfreier Sauerrahm |
| Vorschlag 2 – Putenbrustfilet mit Nudeln und Brokkoli | 125 g Putenbrustfilet, vorgebraten<br>1 TL Rapsöl<br>1 Zwiebel<br>60 g Vollkornnudeln (Rohgewicht)<br>dazu 150 g Brokkoli (frisch oder TK) |

| | |
|---|---|
| Vorschlag 3 – Forelle mit würzigem Kartoffelsalat<br> | 125 g geräucherte Forelle<br>2 mittelgroße Kartoffeln<br>60 g grüne Bohnen<br>2–3 Frühlingszwiebeln<br>5 Kirschtomaten<br>1 kleiner Apfel<br>etwas Kräutermischung (TK)<br>**Dressing:**<br>ca. 50 g Joghurt (1,5 % Fett)<br>1 TL geriebener Meerrettich<br>1 TL Zitronensaft<br>Salz, Pfeffer und Streusüße |
| Vorschlag 4 – vegetarischer Nudeltopf | 80 g Vollkornnudeln (Rohgewicht)<br>**Sauce:**<br>1 Dose stückige Tomaten<br>1 rote Paprika<br>2 EL TK-Erbsen<br>1 EL Kräuterfrischkäse |
| Vorschlag 5 – schnell und asiatisch | 1 Dose Bihunsuppe<br>dazu 60 g Basmatireis (Rohgewicht) |
| Vorschlag 6 – schnell und italienisch | ½ Dose Ravioli in Tomatensauce<br>aufgewertet durch eine „1-Portion-Dose" Erbsen und Karotten<br>dazu ¼ Kugel Mozzarella |
| Vorschlag 7 – vegan/vegetarisch | 100 g Tofu in Sojasauce mariniert<br>dazu 60 g Reis (Rohgewicht) und 200 g (TK-) Wokgemüse |

| ✗ Vorschlag 8 – Kartoffel-Karottensuppe | 3 mittelgroße Kartoffen und 3 mittelgroße Karotten in ¾ l Gemüsebrühe weich kochen, anschließend pürieren, 150 g Kochschinken in Würfel geschnitten hinzufügen und mit etwas Muskat und Pfeffer abschmecken |
|---|---|
| Vorschlag 9 – knackig frisch | 1 rote Paprika, 50 g Mais (Dose), 2 große geraspelte Karotten, ½ Salatgurke, ½ Dose Kidneybohnen, 1 Zwiebel und ¼ Kugel Mozzarella klein schneiden und mischen, dazu ein Dressing aus 1 EL Olivenöl, etwas Essig, frischen Kräutern, Salz und Pfeffer, dazu 1 Scheibe Vollkornbrot |
| Vorschlag 10 – fruchtig pikant | 60 g Reis oder Vollkornnuden (Rohgewicht) dazu eine Sauce aus 250 ml passierten Tomaten, ½ Banane in Scheiben, 2 Scheiben Ananas, 2 Pfirsichhälften (Dose), 150 g Schinkenwürfeln. Aufkochen und mit Salz, Pfeffer und Currypulver abschmecken |

## Vorschläge für die Abendmahlzeit

| Vorschlag 1 – herzhaft | 2 Scheiben Eiweißbrot mit 3 EL Magerquark, etwas Kresse und 1 Tomate in Scheiben |
|---|---|
| ✗ Vorschlag 2 – pikantes Rührei | 2 Eier und 1 Eiklar mit ½ Zwiebel, 100 g Kochschinkenwürfeln, 20 g geriebenem Mozzarella zum Rührei verarbeiten und mit 1 EL Öl in der Pfanne anbraten |
| Vorschlag 3 – herzhaft | 1 Kugel Mozzarella light, 3 große Tomaten, dazu frisches Basilikum, Salz, Pfeffer und ein wenig Balsamico-Essig sowie 1 EL Olivenöl |

| | |
|---|---|
| Vorschlag 4 – würzig zum Trinken | 500 ml Buttermilch mit einer Hand voll frischem Blattspinat, 2 Frühlingszwiebeln und etwas Pfeffer pürieren |
| Vorschlag 5 – herzhafter Rohkostteller | 1 Paprika, ½ Salatgurke, 1 Kohlrabi, 2 milde Peperoni in mundgerechte Stücke schneiden, dazu 200 g fettarmer Kräuterquark (oder 200 g Magerquark mit frischen Kräutern, Salz und Pfeffer anrühren) |
| Vorschlag 6 – mediterran | 150 g Partygarnelen, dazu 200 g Kräuterquark mit frischem Basilikum und Knoblauch verfeinert |
| Vorschlag 7 – herzhaft | Rührei aus 2 ganzen Eiern und 2 Eiweiß mit 100 g Lauch, 100 g Champignons und 100 g angebratenen Räuchertofuwürfeln |
| Vorschlag 8 – süß | Pfannkuchen aus 2 Eiern, 2 EL Eiweißpulver Vanille, 2 EL fettarmem Frischkäse und 1 Prise Backpulver. Alle Zutaten vermischen und die Masse in der Pfanne portionsweise ausbacken |
| Vorschlag 9 – vegan und pikant | 200 g Tempeh, angebraten und nach Belieben gewürzt, dazu 200 g gedünsteter Brokkoli mit 20 g gerösteten Mandelplättchen |
| Vorschlag 10 – pikant knusprig | 200 g Aubergine in Scheiben schneiden, mit frischen Kräutern, Salz und Pfeffer würzen und mit insgesamt ½ Kugel Mozzarella belegen und im Ofen überbacken |

**Vor dem Schlafengehen:**

Bevor Sie zu Bett gehen, dürfen Sie sich noch einen Snack für die Schönheit genehmigen, der Ihnen noch eine extra Portion Eiweiß sowie essentielle Fette liefert. Diese Nährstoffe unterstützen einen ruhigen Schlaf und die nächtlichen Regenerationsprozesse des Körpers. Daneben tragen sie dazu bei, die Fettverbrennung zu aktivieren und sorgen außerdem für einen schönes Hautbild.

Wählen Sie hierfür aus den folgenden beiden Möglichkeiten aus:

½ Becher Hüttenkäse, dazu 5 Walnüsse

2 EL Eiweißpulver in 200 ml Wasser, dazu 10 Mandeln

**Mein Tipp:** Sie leiden in der 4–6 stündigen Pause zwischen den Mahlzeiten an starkem Hunger? Gönnen Sie sich, wenn sie es gar nicht mehr aushalten können, ruhig eine Kleinigkeit zwischendurch.

Sie haben Lust auf etwas Würziges? Dann trinken Sie eine Tasse (250 ml) Gemüsebrühe. Dies füllt den Magen, ist warm und hilft dabei, die Zeit bis zur nächsten Mahlzeit zu überbrücken.

Oder doch lieber etwas Süßes? Dann bereiten Sie sich ein Päckchen Wackelpudding zu, wobei Sie den Zucker durch kalorienfreien Süßstoff ersetzen. Auf diese Weise haben Sie eine süße, aber dennoch nahezu kalorienfreie Leckerei.

*Es wird wehtun*

*Es wird dauern*

*Es erfordert Hingabe und Willensstärke*

*Du wirst mehr gesunde Entscheidungen treffen und Opfer bringen müssen*

*Du wirst deinen Körper über seine Grenzen antreiben müssen*

*Es wird Versuchungen geben*

*Aber ich verspreche dir: Du wirst zurückblicken und sagen, es hat sich gelohnt!*

# 2 – Schlanktag

**Frühstücksvariationen:**

| | |
|---|---|
| Vorschlag 1 – süß | 200 g Magerquark mit Mineralwasser cremig gerührt<br>dazu 150 g frisches oder tiefgekühltes Obst (bevorzugt Beerenobst oder Äpfel) und 2 EL Schmelzflocken |
| Vorschlag 2 – süß | „Figurkaffee"<br>Proteinshake aus einem Mehrkomponenteneiweiß Vanillegeschmack, angerührt mit 200 ml fettreduzierter Milch und 1 große Tasse Kaffee (Shake nach Anleitung anrühren und mit dem Kaffee mischen)<br>2 Scheiben frische Ananas (wahlweise können Sie diese durch ungezuckerte Ananas aus der Konserve ersetzen) |
| Vorschlag 3 – pikant | 200 g Magerquark mit Mineralwasser cremig gerührt dazu 4 Radieschen, 2 Tomaten und Kresse<br>200 ml Karottensaft |
| Vorschlag 4 – knusprig und scharf | 3 EL Low-Carb-Müsli in 200 g fettarmen Joghurt<br><br>**Frischer Ingwertee**<br>Schneiden Sie hierfür 2–3 Scheiben von einer Ingwerknolle und übergießen Sie diese mit heißem Wasser. Tipp: Geben Sie etwas frisch gepressten Zitronensaft hinzu und süßen Sie bei Bedarf mit 1 TL Honig |
| Vorschlag 5 - vegan | 1 Portion (3 EL) Eiweißshake aus Sojaprotein (mit 300 ml ungezuckertem Sojadrink angerührt) mit ca. 150 g Beerenobst |

| | |
|---|---|
| Vorschlag 6 – fruchtig frisch | Beeren-Shake aus 200 g TK- Beeren-Mix mit 250 g Buttermilch oder Kefir und 1 EL Leinsamen |
| Vorschlag 7 – herzhaft | 1 Scheibe Eiweiß-Brot mit Kräuterquark und Schnittlauch dazu 150 g Cocktailtomaten |
| Vorschlag 8 – pikant | Rührei aus 2 Eiern, 1 Schluck Milch und TK-Kräutern dazu 200 g frische Tomaten |
| Vorschlag 9 - pikant | 200 g Hüttenkäse fettarm mit TK-Kräutern und 1 EL Leinsamen verfeinert dazu 150 g Rohkost (Paprika, Gurke) |
| Vorschlag 10 – süß | 250 g Magerquark mit Mineralwasser cremig rühren und mit 2 EL Vanille-Eiweißpulver sowie etwas Zimt verfeinern |

**Vorschläge für das Mittagsmenu:**

| | |
|---|---|
| Vorschlag 1 | 150 g fertig gebratene Hähnchen- oder Putenbruststreifen (erhältlich im Supermarkt), dazu ein bunt gemischter Salat, mit einem Dressing aus 2 EL Olivenöl und etwas Essig, welches Sie nach Geschmack würzen |
| Vorschlag 2 | 200 g frisches oder TK-Gemüse nach Wahl mit Hähnchenbrust in der Pfanne mit 1 TL Pflanzenöl angebraten (beachten Sie beim TK-Gemüse eventuelle Zusätze von Butter oder Sahne, wählen Sie beim TK-Gemüse solche Sorten, die pur tiefgekühlt wurden) |

| | |
|---|---|
| Vorschlag 3 – sommerlich frisch | Gurkensuppe:<br>1 Gurke<br>1 kleine Zucchini<br>1 TL Avocado<br>1 Knoblauchzehe<br>1 Tasse Wasser<br>1 Spritzer frischer Zitronensaft<br>Alle Zutaten zusammen in den Mixer, gut pürieren und genießen |
| Vorschlag 4 | Bunte Gemüsemischung (gedünstet) aus Brokkoli, Kohlrabi, Kürbis, Erbsen, Paprika und Karotten, dazu ein Dip aus 150 g magerem Joghurt mit frischen Kräutern |
| Vorschlag 5 – knackig frisch | 1 Teller gemischter Salat aus Sojabohnen, roten Linsen, Paprika, Gurke und Erbsen, dazu 200 g fettarmer Hüttenkäse, 1 EL Pflanzenöl und frische Kräuter nach Wahl |
| Vorschlag 6 – vegan | Gedünstetes Gemüse nach Wahl mit angebratenen Räuchertofu-Würfeln und 1 TL Pflanzenöl |
| Vorschlag 7 | Brokkoliomelette:<br>Brokkoli in etwas Olivenöl anbraten, 2 Eier in einer Schüssel mixen, würzen und in die Pfanne dazugeben und ausbacken. Mit etwas Parmesankäse verfeinern |
| Vorschlag 8 | 300 g Asia-Gemüse (TK) mit 150 g Hähnchenbrustfilet, dazu ein wenig Sojasauce |
| Vorschlag 9 – schnell und exotisch | 400 ml Thai- oder Bihunsuppe (Fertigprodukt) mit 200 g frischen Champignons und 50 g Putenbruststreifen |

| | |
|---|---|
| Vorschlag 10 - schnell | Gemüsesuppe aus Gemüsebrühe und frischem oder TK-Gemüse ihrer Wahl und 100 g magerem Hähnchenfleisch |

**Vorschläge für das Abendessen:**

| | |
|---|---|
| Vorschlag 1 | 150 g Hähnchen- oder Putenbruststreifen, dazu ca. 200 g gedünstetes Gemüse nach Wahl |
| Vorschlag 2 – süß | Pfannkuchen aus 2 Eiern, 2 EL Eiweißpulver Vanille, 2 EL Frischkäse fettarm, 1 Prise Backpulver Alle Zutaten vermischen und die Masse in der Pfanne portionsweise ausbacken |
| Vorschlag 3 – herzhaft | 1 Schale Lauchcremesuppe mit Knoblauch, Schalotten, Petersilienwurzel (Tipp: Bereiten Sie eine größere Menge vor, die sie portionsweise einfrieren können) |
| Vorschlag 4 – würzig frisch | „Green Smoothie" aus frischem Spinat, ½ Banane, einem Stückchen Ingwer und Kresse Geben Sie alle Zutaten gemeinsam in den Mixer und gießen Sie die Mischung nach Belieben mit Wasser auf, bis Ihnen die Konsistenz zusagt |
| Vorschlag 5 – herzhaft | Rührei aus 2 ganzen Eiern und 2 Eiweiß mit 100 g Zucchini, Zwiebeln und 100 g angebratenen Räuchertofuwürfeln |

| | |
|---|---|
| Vorschlag 6 – vegan und pikant 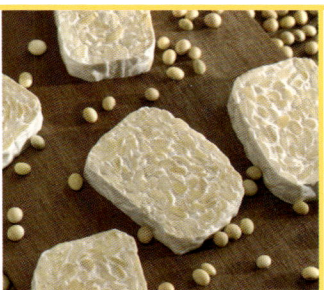 | 200 g Tempeh, angebraten und nach Belieben gewürzt dazu 200 g gedünsteter Brokkoli |
| Vorschlag 7 | 300 g Ratatouille (evtl. TK) mit 150 g Seelachsfilet, das Sie mit Senf bestrichen in der Pfanne garen |
| Vorschlag 8 – schnell und mediterran | Antipastiplatte: Zum Beispiel Artischockenherzen (Konserve), Cocktailtomaten), 2 Scheiben roher Schinken ohne Fett und 3 Minikugeln Mozzarella mit Balsamico-Essig und frischem Basilikum verfeinert |
| Vorschlag 9 – süß und erfrischend | 30 g Proteinpulver Vanille mit 300 ml fettarmer Milch und 3 EL pürierten TK-Waldbeeren |
| Vorschlag 10 – herzhaft erfrischend | Brokkoli-Suppe: 200 g frischen Brokkoli 1 Knoblauchzehe 150 g Joghurt, fettarm 150 ml Wasser Alles pürieren und nach Geschmack würzen |

# REZEPTVORSCHLÄGE

## Einfache Snackvariationen

(wählen Sie hier möglichst abwechslungsreich je eine der Alternativen am Vormittag und am Nachmittag):

| | |
|---|---|
| 5 getrocknete Aprikosen oder Apfelscheiben | 1 Handvoll Mandeln |
| 200 ml Gemüse-, Tomaten- oder Karottensaft | Protein-Shake aus 30 g Pulver und 200 ml Wasser |
| 50 g Harzer Käse, dazu 2 Scheiben Knäckebrot | 200 g Rohkoststicks mit 50 g Kräuterquark light |
| 250 ml Buttermilch | 100 g Krabben |
| 30 g Protein-Riegel | 1 Stück Obst oder alternativ 150 g TK-Beeren-/ Obstmischung |

Sie mögen es ein wenig aufwendiger? Seien Sie kreativ und lassen Sie ihrer Phantasie freien Lauf! Die folgenden Ideen können ihnen hierbei als Anregung dienen, wie Sie in kurzer Zeit leckere kalorien- und kohlenhydratarme Snacks zubereiten können.

| | |
|---|---|
| Tomaten-Mozzarella-Snack | 1 Tomate und ½ Kugel Mozzarella light (62,5 g) in Scheiben schneiden |
| Feurige Putenbällchen | 100 g fettarmes Putenhackfleisch mit Salz, Pfeffer und Cayennepfeffer würzen und zu Bällchen formen. Die Putenbälle in der Pfanne anbraten |

| | |
|---|---|
| Fruchtig sommerlicher Joghurtsnack | 150 g Magerjoghurt mit 150 g frischen oder TK-Erdbeeren mischen, bei Bedarf 2 TL Streusüße hinzufügen |
| Saftiges Puten-Knäckebrot-Sandwich | 1 Scheibe Knäckebrot mit 1 Scheibe Putenbrustaufschnitt, 1 Tomate in Scheiben und etwas Eisbergsalat belegen und mit dem zweiten Knäckebrot abdecken. |
| Fruchtiger Hüttenkäse | 100 g Hüttenkäse light mit 30 g TK-Blaubeeren mischen |
| Süße Reiswaffeln | 2 Reiswaffeln mit insgesamt 40 g (ca. 2 EL) Diät-Konfitüre bestreichen |
| Herzhafte Reiswaffeln | 2 Reiswaffeln mit insgesamt 50 g Thunfisch (Dose, im eigenen Saft), 1 Tomate in Scheiben und etwas gehackter Petersilie belegen |
| Pikante Geflügelröllchen | 3 Scheiben Putenbrustaufschnitt mit insgesamt 30 g Hüttenkäse mit Gemüse oder 30 g Kräuterquark light bestreichen und einrollen |

Es dauert 21 Tage, bis etwas zur Gewohnheit wird. Führe dir einmal vor Augen:

- 21 Tage ohne Fressgelage können entscheidend für ein ganzes Leben sein
- 21 Tage Training werden bewirken, dass du nicht länger darüber nachdenkst, ob du hingehst oder nicht
- 21 Tage lang „Nein danke" zu sagen, wenn du zuckerhaltige Dinge angeboten bekommst, können dein Essverhalten nachhaltig ändern

Du kannst in 21 Tagen dein Leben von Grund auf ändern! Warum nicht jetzt sofort anfangen?

# 1 – Turbo-Stoffwechseltag

**Frühstücksvariationen**

| | |
|---|---|
| Vorschlag 1 – süß und fruchtig | 100 g Naturjoghurt (0,3 % Fett), 1 TL Leinsamen, ca. 50 g Haferflocken, 1 EL Rosinen, 1 Banane |
| Vorschlag 2 – süß und fruchtig | 3 Eier, 2 EL Vollkornmehl beliebiger Sorte, 2 EL Buchweizenmehl, 1 Banane |
| Vorschlag 3 – fruchtig zum Trinken | 200 ml Wasser, ca. 300 g TK-Beerenmix, 1 kleine Banane |
| Vorschlag 4 – herzhaft | 2 Scheiben echtes Vollkornbrot mit 2 TL fettarmen Frischkäse bestrichen, darauf ½ rote Paprika dazu 1 Birne |
| Vorschlag 5 – herzhaft und fruchtig | 2 Scheiben Vollkorntoast mit 2 Scheiben Ananas (frisch oder Konserve ohne Zucker), 2 Scheiben Kochschinken und 2 Scheiben Schnittkäse (fettreduziert) belegen und bei 180 °C im Ofen überbacken |
| Vorschlag 7 – schokoladig und fruchtig | 2 Scheiben Vollkornbrot mit 2 TL Schokocreme bestreichen und ½ Banane in Scheiben darauf verteilen |
| Vorschlag 8 – warm und exotisch | 50 g Haferflocken mit 200 ml fettarmer Milch und 50 ml Kokosmilch aufkochen und ziehen lassen bis ein Brei entsteht, im Anschluss 2 Scheiben Ananas hinzufügen |

| Vorschlag 9 – pikant | 2 Scheiben Vollkornbrot in der Pfanne knusprig braten, in Würfel schneiden und in 150 g Naturjoghurt mit frischen Kräutern, Paprikapulver, Pfeffer und ½ gewürfelten Paprika einrühren |
| --- | --- |
| Vorschlag 10 – fruchtig zum Trinken | 1 Banane, 1 Apfel, 100 g TK-Beerenobst mit 200 ml Orangen-Direktsaft pürieren, 3 EL Schmelzflocken unterrühren und auflösen |

**Vorschläge für die Mittagsmahlzeit**

| Vorschlag 1 - pikant | 2 große Fleischtomaten<br>70 g Vollkornreis (Rohgewicht)<br>½ gelbe Paprika<br>Basilikumblätter<br>1 Knoblauchzehe<br>Salz und Pfeffer<br><br>**Zubereitung:** Von den Tomaten einen Deckel abschneiden und den Körper aushöhlen. Den gekochten Reis mit Paprika und Knoblauch mischen und in die Tomaten einfüllen. Im Anschluss im vorgeheizten Ofen bei 220 °C für 10 min backen. Aus dem Inneren der Tomate, den Deckeln und den Basilikumblättern einen Beilagensalat zubereiten |
| --- | --- |

# REZEPTVORSCHLÄGE

| | |
|---|---|
| Vorschlag 2 – herzhaft und frisch | 60 g Vollkorn-Nudeln<br>80 g Brokkoli<br>50 g Garnelen<br>2 EL Gemüsebrühe<br>¼ Knoblauchzehe<br>¼ Zitrone<br>1 TL Olivenöl<br>1 TL Mandelblättchen<br>Salz, Pfeffer und Cayennepfeffer<br><br>Die Schale der Zitrone abreiben und die Zitrone danach auspressen. Den Knoblauch schälen und fein hacken. Die Nudeln nach Packungsanweisung kochen. Ca. 5 Minuten, bevor sie fertig sind, den Brokkoli dazugeben und mitgaren. Das Olivenöl in einem Topf erhitzen und den Knoblauch darin glasig dünsten. Die Garnelen und die Mandelblättchen kurz mitbraten. Die Gemüsebrühe angießen und mit dem Zitronensaft, Salz, Pfeffer und Cayennepfeffer abschmecken. |
| Vorschlag 3 – herzhaft und vegan | 50 g Vollkornreis<br>1 kleine Dose stückige Tomaten<br>50 g Mais<br>50 g Erbsen<br>Cayennepfeffer und Salz<br><br>Den Vollkornreis laut Packungsanweisung kochen. Die pürierten Tomaten mit dem Mais und den Erbsen kurz in einem Topf aufkochen. Alles miteinander vermengen, würzen und genießen. |

| | |
|---|---|
| | 100 g Vollkornspaghetti<br>1 kleine Dose stückige Tomaten<br>1 Karotte<br>½ Zwiebel<br>¼ Bund Petersilie<br>1 TL Agavendicksaft<br>½ TL Olivenöl<br>Salz und Pfeffer |
| Vorschlag 4 – pikant und vegan | Die Zwiebel und die Karotte schälen und in kleine Würfel schneiden. Danach das Öl in einem Topf erhitzen und die Gemüsewürfel darin bei mittlerer Hitze 10 Minuten anbraten. Petersilie waschen, trocken schütteln und ebenfalls fein hacken. Dann die Tomaten, die Petersilie und den Agavendicksaft zum anderen Gemüse in den Topf geben. Gießen Sie 125 ml Wasser hinzu und lassen alles bei sehr geringer Hitze köcheln. Die fertige Nudelsauce mit Salz und Pfeffer abschmecken und eventuell bei Bedarf mit Wasser etwas verdünnen. Die Nudeln nach Packungsanweisung zubereiten und mit der fertigen Nudelsauce servieren. |
| Vorschlag 5 – schnell | 1 Becher Brokkolisuppe (z.B. von Viva Vital) in einen Topf geben, 200 g frischen oder TK-Brokkkoli und etwas Wasser hinzufügen, dazu 1 Scheibe frisches Vollkornbrot |
| Vorschlag 6 – schnell und asiatisch | 1 Dose Thai-Suppe aufwärmen, 50 g Bambussprossen und 50 g Basmatireis hinzufügen |
| Vorschlag 7 – pikant | 2 mittelgroße Süßkartoffen, ½ Hokkaido-Kürbis schälen und in ¾ l Gemüsebrühe weich kochen, anschließend pürieren und mit etwas Muskat, Ingwer und Pfeffer abschmecken |

# REZEPTVORSCHLÄGE

| | |
|---|---|
| Vorschlag 8 – knackig und frisch | 1 rote Paprika, 50 g Mais (Dose), ½ Dose Kidneybohnen, 50 g Erbsen und ½ Zwiebel kleinschneiden und vermengen, dazu ein Dressing aus 1 EL Olivenöl, etwas Balsamico-Essig, frischen Kräutern und Pfeffer dazu 1 Scheibe Vollkornbrot |
| Vorschlag 9 – schnell und mediterran | ½ Dose Ravioli in Tomatensauce mit 150 g frischem Gemüse und frischen Kräutern nach Wahl aufwerten |
| Vorschlag 10 – würzig | 2 große Kartoffeln achteln und bei 180 °C im Ofen backen. Dazu einen Dip aus 150 g Magerjoghurt mit TK-Kräutern, Salz und Pfeffer verfeinert |

## Vorschläge für die Abendmahlzeit

| | |
|---|---|
| Vorschlag 1 – herzhaft | 1 große Kartoffel<br>1 EL Magerquark<br>100 g Naturjoghurt (0,3 %)<br>Petersilie<br><br>Waschen Sie die Kartoffel und wickeln Sie sie in Alufolie. Im heißen Ofen (E-Herd 200 Grad, Umluft 175 Grad) ca. 45 Minuten backen. Petersilie kleinhacken und mit dem Magerquark und Joghurt vermengen. Geben Sie den Quark-Joghurt-Dip auf die fertige Folienkartoffel. |
| Vorschlag 2 – exotisch | 50 g Basmatireis<br>40 g Ananas-Würfel (ungezuckert oder frisch)<br>½ Avocado<br>¼ TL Zimt<br><br>Basmatireis gemäß Packungsanweisung kochen. Die Avocado in Würfel schneiden. Den gekochten Reis mit den anderen Zutaten vermengen. |

Vorschlag 3 – deftig

**Kartoffelpuffer:**

200 g Kartoffeln (fest kochend)

½ kleine Zwiebel

1 Eigelb

30 g Champignons

½ EL Mehl

65 g Schichtkäse

¼ Bund Schnittlauch

Salz und Pfeffer

1 EL Rapsöl

Die Kartoffeln schälen, abwaschen und mit einer Reibe klein reiben. Anschließen die Kartoffelmasse in einem Sieb waschen und abtropfen lassen. Danach in einem Küchentuch fest ausdrücken. Die Zwiebel schälen und klein hacken. Vermengen Sie nun die Kartoffelmasse mit dem Eigelb und der klein gehackten Zwiebel und schmecken Sie alles mit Salz und Pfeffer ab. Die Pilze säubern und fein hacken. Nun die Pilze und das Mehl zur Kartoffelmasse geben und alles vermengen. Erhitzen Sie in einer beschichteten Teflonpfanne etwas Öl und geben Sie den Kartoffelteig für 3–4 Kartoffelpuffer in die Pfanne, die Sie am besten mit einem Kochlöffel zurecht formen. Braten Sie die Kartoffelpuffer von jeder Seite ca. 4 Minuten goldbraun. Stellen Sie die fertigen Kartoffelpuffer im Backofen warm. Den Schichtkäse abtropfen lassen und mit einer Gabel zerpflücken. Schnittlauch waschen, trocken schütteln und in kleine Ringe schneiden. Belegen Sie nun die Kartoffelpuffer mit dem Schichtkäse und dem Schnittlauch.

| | |
|---|---|
| Vorschlag 4 – schnell und süß, für den kleinen Hunger | 250 ml Magermilch mit 3 EL Schmelzflocken, 1 TL echtem Kakao und 1 TL Agavendicksaft mischen und kalt oder warm genießen |
| Vorschlag 5 – fruchtig frisch | 200 g (TK-) Früchtemischung nach Wahl mit 200 g Magerjoghurt mischen und genießen |
| Vorschlag 6 – fruchtig tomatig | ½ Dose Ravioli in Tomatensauce mit 2 Pfirsichhälften und 4 frischen Cherry-Tomaten verfeinern |
| Vorschlag 7 – herzhaft | 2 Scheiben Vollkornbrot mit 2 EL Kräuterquark bestreichen und mit Streifen ½ roten Paprika belegen |
| Vorschlag 8 – pikant | 2 Scheiben Vollkornbrot mit 2 EL Magerquark bestreichen, welchen Sie mit Paprika- und Currypulver würzen dazu 2 Scheiben Ananas |
| Vorschlag 9 – herzhaft und süß | 2 Scheiben Vollkorn-Toast mit 2 Scheiben Kochschinken und je einer Pfirsichhälfte belegen, im Ofen mit je 1 Scheibe fettarmen Käse überbacken |
| Vorschlag 10 – fruchtig zum Trinken | 1 Banane, 2 Pfirsichhälften mit 200 ml Orangen-Direktsaft pürieren, nach Bedarf etwas Wasser hinzufügen |

**Snackvariationen:**

| | |
|---|---|
| Vorschlag 1 – süß | 200 g Naturjoghurt (0,3 % Fett) mit 100 g (TK-) Beerenobst mixen oder pürieren, 1 TL Honig hinzufügen |
| Vorschlag 2 – süß | 40 g Haferflocken mit 100 ml Magermilch und etwas Zimt aufkochen. Ziehen lassen bis ein Brei entsteht und ½ Apfel hineinschneiden |

| | |
|---|---|
| Vorschlag 3 – herzhaft | 1 Tasse (250 ml) Gemüsebrühedazu 2 mittelgroße Karotten |
| Vorschlag 4 – süß und schnell | 150 g Magerjoghurt mit 1 EL Schmelzflocken mischen, anschließend mit 1 TL Honig süßen und genießen |
| Vorschlag 5 – herzhaft | 1 Scheibe Vollkornbrot mit 1 EL Kräuterquark bestreichen, etwas Kresse darauf verteilen |
| Vorschlag 6 – schnell und süß | 1 Becher Milchreis light, ½ Banane und 1 TL Kakaopulver unterrühren |
| Vorschlag 7 – herzhaft | 1 rote Paprika in Streifen schneiden dazu ein Dip aus 150 g Magerjoghurt, Salz, Pfeffer und Kräutern |
| Vorschlag 8 – fruchtig und süß | ½ Packung Puddingpulver (Vanille) 3 EL fettarme Milch (1,5 % Fett) 1 mittelgroßer Apfel 150 g Magerjoghurt etwas Wasser<br><br>Den Apfel in kleine Würfel schneiden und mit etwas Wasser andünsten bis er weich ist. Das Puddingpulver mit Milch anrühren und zu den Apfelstücken geben. Lassen Sie alles kurz aufkochen und füllen Sie es dann in eine kleine Schale. Geben Sie den Joghurt hinzu und verrühren Sie alles miteinander. |
| Vorschlag 9 – herzhaft | 1 Scheibe Vollkornbrot dünn mit Tomatenmark bestreichen, 1 Scheibe Putenbrustaufschnitt auflegen, dazu 2 saure Gürkchen |
| Vorschlag 10 – schnell | 1 Handvoll Trockenfrüchte nach Wahl |

**Achtung:**

Bedenken Sie an diesem Tag Ihre Mahlzeiten im Abstand von jeweils 2 Stunden einzunehmen, wobei die letzte Mahlzeit gegen 18 Uhr erfolgen sollte.

## GUTEN APPETIT!!

*Mein lieber Körper,*

*ich bin untröstlich! Ich entschuldige mich dafür, dich in der Vergangenheit so sehr gehasst zu haben. Es tut mir leid, dass ich ständig gejammert habe, mich von dir angeekelt fühlte und dich gar verletzt habe. Es tut mir leid, dass ich nie die vielen wunderbaren Dinge wertgeschätzt habe, die du für mich tust. Ich hoffe sehr, dass du mir verzeihen kannst. Denn ich bin bereit, ein neues Kapitel meines Lebens zu starten. Eines, in dem ich dich liebe und schätze. Ich verspreche, dich gerecht zu behandeln, dich gut zu ernähren und dich aktiv zu halten. Aber das Wichtigste ist, ich verspreche, uns gesund und fit zu halten. Ich bin es leid, mich selbst zu hassen. Und ich bin es genauso leid, dich zu hassen. Ich bin soweit. Ich bin soweit, dich für den Rest meines Lebens zu lieben und zu schätzen!!*

## Motivations-Tipp: **Deinetwegen**

Because of you – I'll never stray too far from the sidewalk
Because of you – I learned to play on the safe side so I don't get hurt
Because of you – I tried my hardest just to forget everything
Because of you – I don't know how to let anyone else in
Because of you – I'm ashamed of my life because it's empty
Because of you – I am afraid

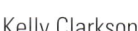

Kelly Clarkson

Deinetwegen – werde ich nie zu weit vom sicheren Weg abweichen
Deinetwegen – lernte ich auf der sicheren Seite zu spielen um nicht verletzt zu werden
Deinetwegen – versuchte ich alles um vergessen zu können
Deinetwegen – weiß ich nicht wie ich jemand anderen in mein Leben lassen kann
Deinetwegen – schäme ich mich für mein Leben, weil es leer ist.
Deinetwegen – fürchte ich mich

Genau so habe ich früher selbst gedacht. Heute bin ich froh, eines Tages erkannt zu haben, dass mich diese Denkweise nicht weiterbringt.

In meinem eigenen Leben gab es mehrere unschöne Erlebnisse, auf die ich jahrelang voller Wut und Frustration zurückgeblickt habe. Genau wie in Kelly Clarksons Lied habe ich mein eigenes Verhalten damit begründet, dass ich in der Vergangenheit verletzt wurde oder ich Dinge erlebt habe, die mich nicht unbedingt mit Fröhlichkeit erfüllten. Ich habe viel Zeit und Energie darauf verwendet, wütend zu sein, bis ich irgendwann erkennen musste, dass dieses Verhalten weder mich selbst noch irgendjemand sonst weiterbringt. Es nützt nichts, in der Vergangenheit zu leben – dazu ist das Hier und Jetzt, dazu ist die Zukunft viel zu schön und zu wichtig. Es nützt nichts, verlorene Chancen oder unerfüllte Träume nachzutrauern und anderen die Schuld in die Schuhe zu schieben. Ich möchte damit nicht sagen, dass die Vergangenheit keinen Einfluss hat. Es ist auch richtig und wichtig, Wut oder Traurigkeit zu spüren. Aber wie heißt es so schön? „Alles hat seine Zeit."

Wenn ich beim Autofahren immer nur in den Rückspiegel blicke statt nach vorne, fahre ich unweigerlich irgendwann gegen eine Wand. Und dennoch gibt es viel zu viele Menschen, die ihr Leben damit verbringen, der Vergangenheit nachzuhängen, sei es nun im positiven oder im negativen Sinne. „Meine Eltern sind schuld daran, dass ich heute bin wie ich bin.", „Na ich wollte ja immer, aber mein Freund damals hat mich darin nicht unterstützt.", „Ich wünschte, ich hätte damals mehr Mut gehabt, jetzt ist der Zug abgefahren." etc.

Es ist nie zu spät, sein Leben zu ändern. Es ist nie zu spät, einen Traum zu verwirklichen

*Andy: Am Ende wird alles in Ordnung sein. Ist es nicht in Ordnung, dann ist es nicht das Ende.*

## Topfit in 20 Minuten

In 2 Mal 20 Minuten pro Woche das erreichen, wofür andere viermal pro Woche für 90 Minuten ins Fitness-Studio gehen? Das klingt doch erst mal zu schön um wahr zu sein, oder? Es ist aber möglich – ich spreche vom sogenannten EMS-Training.

EMS steht für Elektrische Muskelstimulation. Bei diesem Training wird nicht an Hanteln, Maschinen, Bändern oder Kettlebells trainiert, sondern mit Elektroden. Je nach System bekommt man eine Weste oder einen Anzug mit Elektroden an seine Muskeln angelegt. Es gibt auch Systeme ohne Weste oder Anzug, bei ihnen werden die Elektroden direkt am Körper befestigt. Aber nicht mit kleinen Saugnäpfen wie beim Arzt, sondern als Band, das um den ganzen Muskel umgebunden werden kann.

EMS ist ein Ganzkörpertraining. Pro Impuls werden über 500 Muskeln auf einmal angespannt. Das klingt erst mal gefährlich, ist es aber nicht. Schon vor vielen, vielen Jahren hat man mit Hilfe von Zitteraalen Reflexe beim Menschen ausgelöst.

Das EMS-Gerät überträgt Impulse auf den Muskel. Je nach Frequenz – entweder Niederfrequenz oder Mittelfrequenz – werden entweder Nerven angesteuert, damit sie den Muskel kontrahieren oder der Muskel direkt (Mittelfrequenz). Das Training mit der Mittelfrequenz wird auch als EMA-Training (= Elektrische Muskelaktivierung) bezeichnet. Ich habe beide Trainingsgeräte ausprobiert, um den Unterschied zu spüren. Machen Sie sich bitte selbst auch ein Bild und entscheiden Sie, was für Sie besser passt.

Die Reize können Sie sich so vorstellen, als zwicke Ihnen jemand in den Arm. Die natürliche Reaktion ist, den Arm wegzuziehen, also Muskeln zu aktivieren. Das EMS-Training funktioniert nach demselben Prinzip: Reize werden übertragen. Bestimmt wissen Sie, dass im Körper immer Strom fließt. Deswegen heißen Mineralstoffe auch Elektrolyte, weil sie elektrische Impulse übertragen. Ist es gefährlich? Nein! Es ist auch nicht gefährlich fürs Herz, weil das Herz im Herzbeutel schwimmt und daher vor diesen Impulsen geschützt ist. Gefährlich ist EMS-Training nur für Personen, die einen Herzschrittmacher tragen.

| EMS-Training ist nicht geeignet bei | Anwendungsgebiete: | Medizinische Behandlungen: |
|---|---|---|
| - Herzerkrankungen | - Bodyforming | - Durchblutungsstörungen |
| - Epilepsie | - Gewichtsreduktion | - Inkontinenz |
| - Diabetes – nur mit entsprechend geschultem Trainer | - bei Muskelzerrungen | - Gelenkschmerzen |
| - Multipler Sklerose – nur mit entsprechend geschultem Trainer | - Bodybuilding | - Schwäche der Beckenbodenmuskulatur |
| - Hautkrankheiten | - Verbesserung der Schnelligkeit, z. B. bei Kampfsportlern | - Rückenerkrankungen |
| - nach einer frischen Operation | - Cellulitebehandlung | - Osteoporose |
| - in der Schwangerschaft | | - Arthrose |
| | | - Muskelverspannung |

Seit 1985 trainiere ich ohne Pause mit Hanteln. Das Training macht mir nach wie vor Spaß. Beim Hanteltraining kommt es vor allem darauf an, die trainierte Muskulatur zu spüren und die Übungen korrekt auszuführen. Das ist leicht und schnell erlernbar – für mich auf jeden Fall schneller, als das Tennisspielen zu erlernen. Ich liebe den Pump im Muskel. Pump heißt, der Muskel ist mit Blut gefüllt und man spürt ihn richtig stark. Wenn man es richtig angeht, kann man seinen Körper wunschgemäß formen. Ich liebe auch das Klappern der Hantelscheiben. Zurzeit trainiere ich zweimal pro Woche für 30–45 Minuten nach dem Triple-Add-Prinzip. (Mehr dazu im neuen Figurmacher-Buch für Männer, das im Frühjahr 2013 erscheinen wird).

2002 habe ich das EMS-Training kennengelernt. Vorher habe ich mich immer über die paar Elektroden amüsiert – bis ich das erste Mal am sogenannten Bodytransformer trainiert habe. Solch eine brutale Muskelkontraktion am ganzen Körper hatte ich noch nie erlebt. Ich konnte mich vor Muskelkater mehrere Tage kaum bewegen und lief total neben der Spur. Die Liebe zum Hanteltraining war jedoch größer, sodass ich für einige Jahre die Finger davon gelassen habe.

Seither reduzierte sich mein Trainingsvolumen jedoch immer mehr. Mittlerweile habe ich zwei Kinder und bin selbstständig, mit viel Reiserei zu den Seminarveranstaltungen. Selbst ich kann mich manchmal nicht mehr aufraffen, um am Seminarort zu trainieren, obwohl ich immer davon schreibe. Wenn ich mal am Wochenende zu Hause bin, dann gehört es der Familie. Ich kann doch nicht einfach sagen: „Ich muss zum Training". Kann ich schon, aber wie lange habe ich dann noch eine Familie?

Deutscher Meister im Bodybuilding will ich schon lange nicht mehr werden. Ich will gesund bleiben und einfach mehr Muskulatur als der Durchschnittsmann haben. Zurzeit probiere ich verschiedene EMS-Geräte aus, um mir dann eines zu kaufen. In Sachen Zeitfaktor und Effekt ist EMS-Training einfach das Beste.

**Mein Tipp:** Wenn Sie das Fitnesstraining lieben und Erfolg haben, dann bleiben Sie dabei. Haben Sie aber keinen Erfolg und wollen Zeit sparen, dann wechseln Sie zu EMS. Entscheiden Sie sich aber für ein Trainingssystem. Beide zusammen machen nach meinen bisherigen Erkenntnissen keinen Sinn.

Meine Kollegin Diba ist seit April 2011 komplett auf EMS umgestiegen und bereitet sich damit auf einen Marathon vor:

Steckbrief: Diba Nazar-Czaplinski

Beruf: Personal Trainerin

Alter: 41

Herkunft: Kabul/Afghanistan, seit 1980 in Deutschland.

Hobbys: Sport und eine gesunde Lebensweise, PS Junkie (schnelle Autos, Quad, Motorrad)

Diba:

Um mein Training zu optimieren, habe ich mich für EMS-Training entschieden. Ich war sehr misstrauisch, erprobe es nun aber seit fast 4 Monaten erfolgreich. Ich bereite mich momentan auf den Mannheim-MLP-Marathon mit dem Gerät „EMS-Traine" (Bezeichnung des Gerätes) vor. Zurzeit läuft es richtig gut. Ich kombiniere Lauftechnik im Freien mit Ausdauer und Konditionstraining am EMS-Gerät und führe nach jedem Training Buch über meine Entwicklung.

Angefangen habe ich am 26.07.2011. Ich trainiere alle 6–7 Tage am EMS-Gerät, insgesamt jeweils 16 Minuten Trainingszeit pro Trainingstag. Im Sportstudio habe ich mich abgemeldet.

Mein Startgewicht: 56 kg jetzt 53,2 kg

Körperfettanteil: Start: 28,1 %, jetzt 24,8 %

Muskeln: plus 10 %

Viszeralfett: Start: 5, jetzt 4 !!

### Beckenheben mit einem Bein in der Luft

Diese Übung trainiert die Bauch-, Becken- und Gesäßmuskulatur. Legen Sie sich auf den Rücken. Die Arme befinden sich seitlich am Körper ausgetreckt, mit den Handflächen zum Boden. Winkeln Sie nun Ihre Beine so an, dass Ober- und Unterschenkel etwa einen

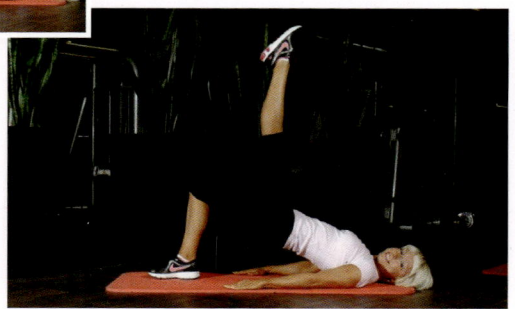

90-Grad-Winkel bilden. Strecken Sie ein Bein senkrecht in die Luft und halten Sie es während der Ausführung der Übung in dieser Position. Heben Sie nun Ihr Becken, bis die Schultern und das Knie eine gerade Linie bilden, senken Sie es dann wieder ab. Führen Sie 10–12 WH aus. Wechseln Sie anschließend auf das andere Bein und wiederholen Sie die Übung.

### Bauchübung spezial

Sicherlich haben Sie sich auch schon mal die Frage nach der besten Bauchübung gestellt. Im Studio werden häufig gewöhnliche Sit-ups oder Beinheben empfohlen. Das Problem mit diesen Übungen ist aber, dass sie zu sehr die Lendenmuskeln beanspruchen und die Bauchmuskulatur nur sekundär bearbeitet wird.
Die Bauchmuskulatur unterstützt die Bewegung des Oberkörpers nach vorn und das Anheben der Beine. Ihre Hauptfunktion liegt aber in der Stabilisierung des Körpers, daher sollte sie auch entsprechend trainiert werden. Die beste Übung ist eine Kontraktions- und keine Bewegungsübung:

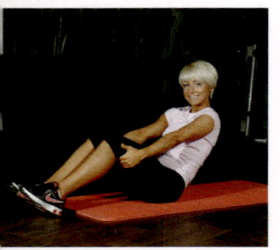

Setzen Sie sich auf den Boden und winkeln Sie Ihre Knie an. Ihre Füße stehen auf den Hacken etwa 30–40 cm vor Ihrem Körper. Lehnen Sie sich nun vor und wölben Sie Ihren Rücken. Halten Sie sich dabei mit beiden Händen seitwärts an den Knien fest. Dann bewegen Sie den Oberkörper langsam zurück, bis Ihre Arme gestreckt sind. Verharren Sie in dieser Position und lösen Sie Ihre Hände von Ihren Knien.
Heben Sie nun Ihre Arme an, bis sie sich in einer fast senkrechten Position befinden. Gleichzeitig heben Sie auch Ihre Füße um ca. 10 –15 cm an.
Halten Sie diese Position für etwa 10 Sekunden und wiederholen Sie die Ausführung dann mehrere Male.

## Ausfallschritte mit Kurzhanteln nach vorn

Stellen Sie sich in den hüftbreiten Stand. Nehmen Sie die Kurzhanteln in die Hand, die Arme befinden sich seitlich am Körper, die Handrücken zeigen nach vorne.
Machen Sie nun einen besonders großen Ausfallschritt (größer als bei normalen Ausfallschritten). Am Ende der Abwärtsbewegung ist das hintere Bein leicht gestreckt, der Winkel zwischen Ober- und Unterschenkel ist deutlich größer als 90 Grad.
Um noch mehr Druck und Spannung auf die Gesäßmuskulatur auszuüben, werden die Kurzhanteln nach vorn geführt, bis sie sich kurz vor dem vorderen Unterschenkel befinden.

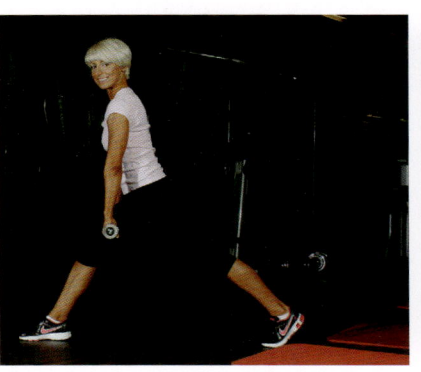 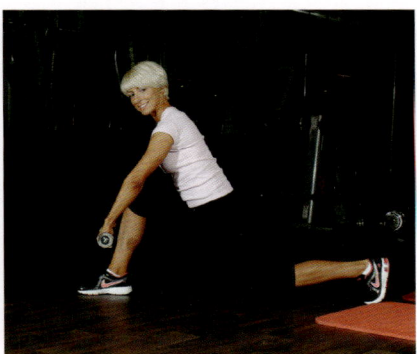

## Po-Streckbewegung

Alles, was Sie für diese Übung benötigen, ist eine Beinstreckermaschine oder alternativ eine liegende Beincurlmaschine. Diese Übung, die mit jedem Bein einzeln ausgeführt wird, trainiert und strafft gezielt die Pomuskulatur.
Knien Sie sich im 4-Füßler-Stand vor eine Beinstreckermaschine, die Arme etwa schulterbreit auseinander. Positionieren Sie das Polster in der Mitte Ihres Fußballens. Die Entfernung zum Polster sollte ca. eine Unterschenkellänge betragen. Strecken Sie nun das Bein nach hinten aus, bis es vollkommen gestreckt ist und Sie die Spannung in der Gesäßmuskulatur spüren. Dies ist die maximale Aufwärtsbewegung (Kontraktion).
Senken Sie nun das Bein wieder, bis Sie einen 90 Grad Winkel zwischen Ihrem Ober- und Unterschenkel erreichen. Dies ist die unterste Position der Abwärtsbewegung. Aus dieser Position starten Sie die Bewegungsausführung erneut.
Führen Sie diese Spezialübung für Ihr Gesäß am Ende Ihres Beintrainings aus. Absolvieren Sie pro Bein jeweils 10–12 WH und insgesamt 3 Sätze. Sie werden schon nach kurzer Zeit einen gravierenden Unterschied im Gesäßbereich feststellen.

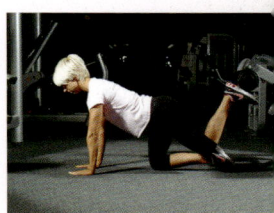

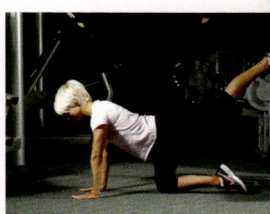

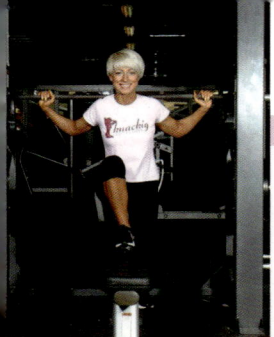

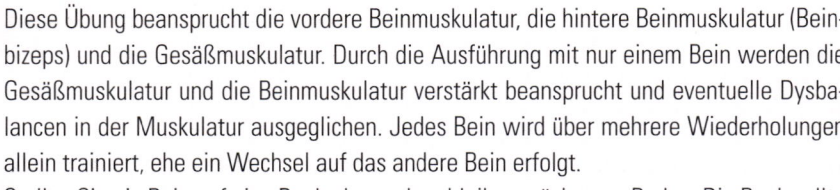

## Einbeinige Kniebeuge an der Multipresse auf einer Bank (Step)

Diese Übung beansprucht die vordere Beinmuskulatur, die hintere Beinmuskulatur (Beinbizeps) und die Gesäßmuskulatur. Durch die Ausführung mit nur einem Bein werden die Gesäßmuskulatur und die Beinmuskulatur verstärkt beansprucht und eventuelle Dysbalancen in der Muskulatur ausgeglichen. Jedes Bein wird über mehrere Wiederholungen allein trainiert, ehe ein Wechsel auf das andere Bein erfolgt.

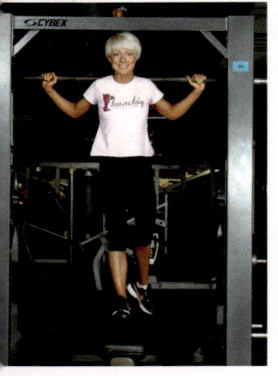

Stellen Sie ein Bein auf eine Bank, das andere bleibt zunächst am Boden. Die Bank sollte nicht zu hoch, aber auch nicht zu flach sein. Ein Winkel von ca. 90 Grad von Unterschenkel zu Oberschenkel ist ein Indikator für eine optimale Höhe. Versuchen Sie nun, sich nur mit Hilfe des beanspruchten Beins in den Stand zu drücken. Das andere Bein wird nicht in die Übungsausführung einbezogen, es dient nur der Stabilität. Die Endposition ist erreicht, wenn das trainierte Bein fast gerade ist. Drücken Sie aber niemals das Knie ganz durch! Lassen Sie es immer in einem leicht geneigten Winkel, um Ihre Kniegelenke zu schonen. Begeben Sie sich nun langsam wieder abwärts in die Ausgangsposition. Dort angekommen wiederholen Sie die Übung. Nach ca. 12–15 Wiederholungen wechseln Sie das Bein.

## Kombinierte Kniebeuge mit Kick Backs

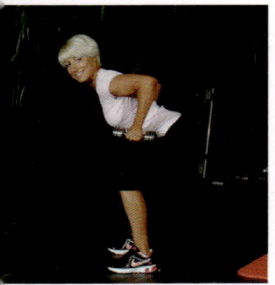

Nehmen Sie in jede Hand eine Kurzhantel. Die Hände befinden sich seitlich am Körper mit den Handflächen nach innen gerichtet. Ziehen Sie nun die Ellenbogen nach hinten, sodass sich die Hanteln auf Hüfthöhe befinden. Begeben Sie sich in die Abwärtsbewegung der Kniebeuge. Diese wird nicht ganz so tief ausgeführt. Die Oberschenkel befinden sich am untersten Punkt der Abwärtsbewegung, etwas oberhalb der Bodenparallele. Während der Abwärtsbewegung strecken Sie Ihre Arme nach hinten, sodass Sie Ihre Trizeps

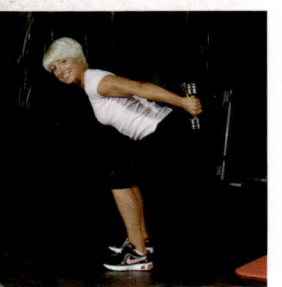

kontrahieren (anspannen). Nur der Unterarm wird dabei bewegt. Der Oberarm und die Schulter bewegen sich nicht. Anschließend senken Sie Ihre Arme wieder, sodass sich Ihre Trizeps entspannen und begeben sich danach wieder aufwärts in die Startposition.

## Kombinierte Kniebeuge mit Hammercurls

Nehmen Sie in jede Hand eine Kurzhantel. Die Hände befinden sich seitlich am Körper, die Handflächen sind nach innen gerichtet. Führen Sie zuerst die Kniebeuge aus. Die maximale Abwärtsbewegung der Kniebeuge ist erreicht, wenn sich Ihre Oberschenkel in einem 90 Grad Winkel zu Ihren Unterschenkeln befinden.
Während der Aufwärtsbewegung führen Sie die Hammercurlbewegung nur durch die Unterarmbewegung aus. Die Ellenbogen bleiben seitlich am Körper. Die oberste Position Ihres Unterarms ist erreicht, wenn Ihr Unterarm mit dem Oberarm einen 90 Grad Winkel bildet. Am Schluss der Aufwärtsbewegung der Kniebeuge ist Ihr Bizeps maximal kontrahiert.
In der Startposition angekommen senken Sie Ihre Unterarme wieder in die Ausgangsposition.

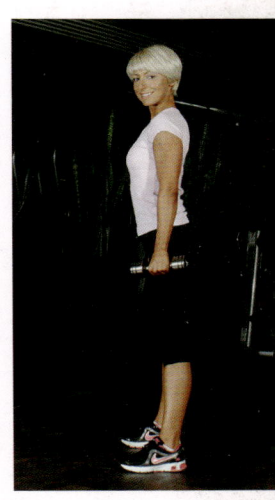

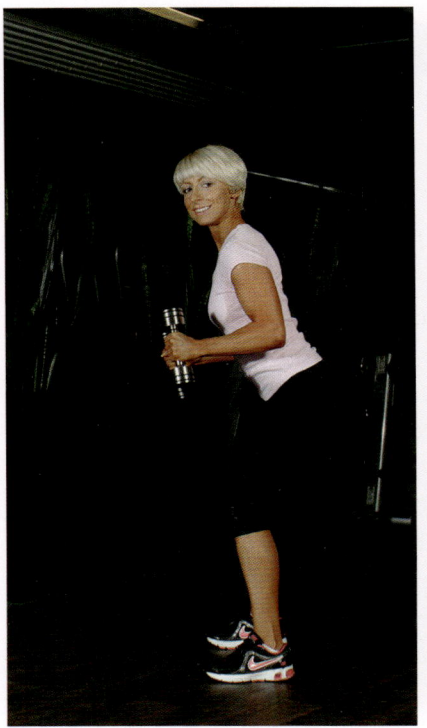

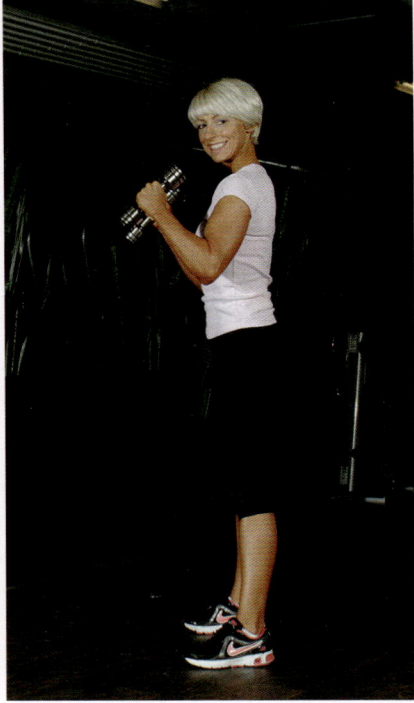

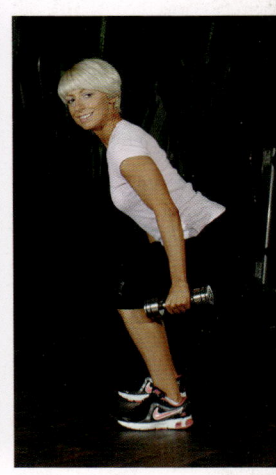

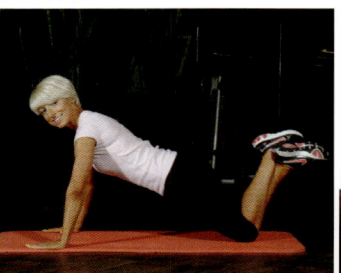

### Liegestütze

Knien Sie sich auf den Boden. Die Arme werden seitlich vom Körper, mit den Händen vor dem Kopf parallel zueinander positioniert. Legen Sie Ihre Un-

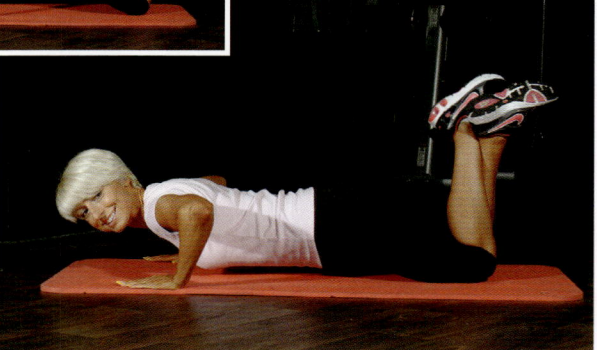

terschenkel über Kreuz und halten Sie sie in der Luft. Nun begeben Sie sich mit dem Oberkörper in die Abwärtsbewegung. Beim Beugen der Arme sind die Ellenbogen nach außen gerichtet. Die maximale Abwärtsbewegung ist erreicht, wenn sich Ihre Unterarme in einem 90 Grad Winkel zu den Oberarmen befinden.

Halten Sie während der Übungsausführung den Rücken gerade und bilden Sie keinen Rundrücken.

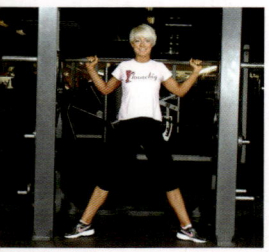

### Plié-Kniebeuge

Stellen Sie sich unter die Stange und legen Sie sie am Kapuzenmuskel ab. Gehen Sie in eine große Grätsche und stellen Sie die Füße links und rechts quer unter die beiden Querstreben. Greifen Sie mit beiden Händen mit breitem Griff die Stange und atmen Sie tief ein (am Anfang ohne Gewicht üben).

Beugen Sie nun langsam die Knie und gehen Sie in ein tiefes Plié. Atmen Sie in der Abwärtsbewegung ein und achten Sie darauf, das Gesäß nach hinten zu strecken und

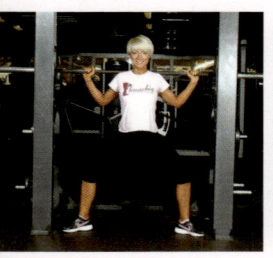
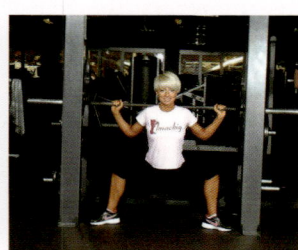

den Rücken gerade zu halten (kein Hohlkreuz und keinen Rundbuckel machen). Gehen Sie so weit in die Knie, bis die Oberschenkel fast parallel zum Boden sind. Drücken Sie sich nun wieder nach oben. Atmen Sie erst im letzten Drittel des Bewegungsablaufes aus.

> **Tipp:** Bringen Sie richtig Druck auf die Fuß-
> hacken.

## Seitheben in Kombination mit Frontheben

Diese Übung besteht aus zwei zusammengesetzten Übungen, dem Seitheben und dem Frontheben. Dabei wird im Sitzen zunächst das Seitheben ausgeführt. Ist der Arm in der obersten Position (seitlich gestreckter Arm) angelangt, werden die Arme in gestreckter Position vor dem Kopf zusammengeführt und dann über den Kopf angehoben, ähnlich dem Frontheben, bis sich die Arme senkrecht über dem Kopf befinden. In dieser Position wird der Arbeitsweg nun rückwärts ausgeführt, d. h. die Arme werden wieder vor den Kopf abgesenkt und dann in die Seitheben-Position gewechselt. Der ganze Ablauf wird als 1 WH gezählt.

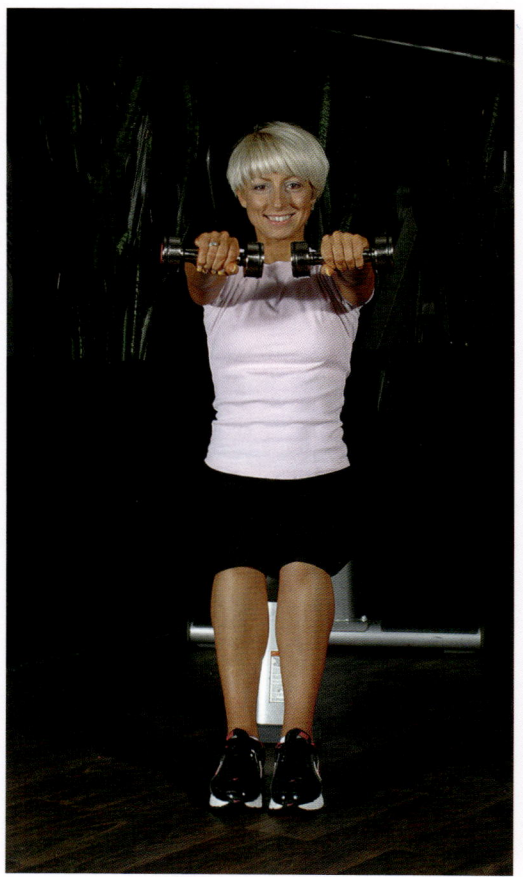
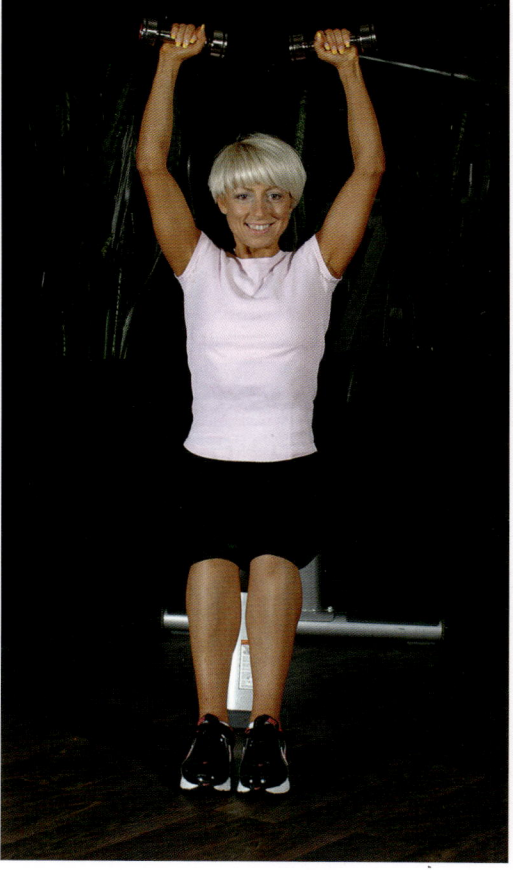

# DAS TRAINING

## Der natürliche Fettverbrennungszyklus der Frau

Wie wir bereits wissen, werden während des Monatszyklus' der Frau hauptsächlich zwei Hormone gebildet: Am Anfang des Zyklus' ist es das Östrogen, nach dem Eisprung wird vermehrt das Progesteron gebildet. Auf jeden Fall bei der Frau, die nicht hormonell verhütet. Inwiefern welche Kontrazeptiva wie stark in diesen Zyklus eingreifen, ist von Präparat zu Präparat bestimmt verschieden. Bisher habe ich dazu keine zufriedenstellende Antwort gefunden.

Frauen, die nicht hormonell verhüten, können sich diesen natürlichen Vorgang aber zum Fettverbrennungshelfer machen. Wir wissen, dass Progesteron die Sauerstoffaufnahme in den Zellen erhöht und Fett zu verbrennen hilft. Unterstützen Sie diesen Vorgang, indem Sie in Ihrer zweiten Zyklushälfte mehr Cardiotraining und weniger Krafttraining durchführen. In der ersten Hälfte machen Sie dafür mehr Krafttraining.

Beispiel:
Woche 1 und 2 Ihres Zyklus:
2 Mal pro Woche schweres Krafttraining (6 Wiederholungen)
und 1 Mal pro Woche 20 Minuten Fettverbrennungstraining (Dauermethode).

Woche 3 und 4 Ihres Zyklus:
2 Mal pro Woche je 30–45 Minuten Intervalltraining
und 1 x pro Woche Ganzkörperkrafttraining mit 20 Wiederholungen.

So wird es nie langweilig und Sie nutzen Ihr natürliches Stoffwechselfeuer optimal aus.

---

**Eyleen Roode** – Bikiniathletin – aus dem Sportstudio Hamburg und ab und zu mal Trainingspartnerin von mir - warum sie so gerne mit Gewichten trainiert.

Mir war vorher nicht bewusst zu was ich fähig sein kann. Ich steigere meine Kraft, spüre Veränderungen an meinem Körper, meine Figur formt sich, je nach dem wie stark ich trainiere oder je nach dem, was für ein Ziel ich verfolge. Ich mag den Pump und das leichte Brennen in meinen Muskeln. Denn dann weiß ich, dass ich richtig trainiert habe. Meine Motivation und Disziplin steigt von Tag zu Tag, denn ich weiß, dass ich noch viel mehr schaffe. Ich stehe vor neuen Herausforderungen und lerne täglich dazu. Ich sehe auch kleine Anzeichen von vorhandenen Muskeln, mein Körper wird fester und das macht mich verdammt stolz. Ich bin noch weit von meinem Ziel entfernt, aber mit Biss komme ich auch dorthin. Und Rom wurde auch nicht an einem Tag erbaut....Die Geduld darf man dabei nicht verlieren, was mir manchmal schwer fällt. Aber ich gebe nicht auf, denn andere vor mir haben es auch geschafft.

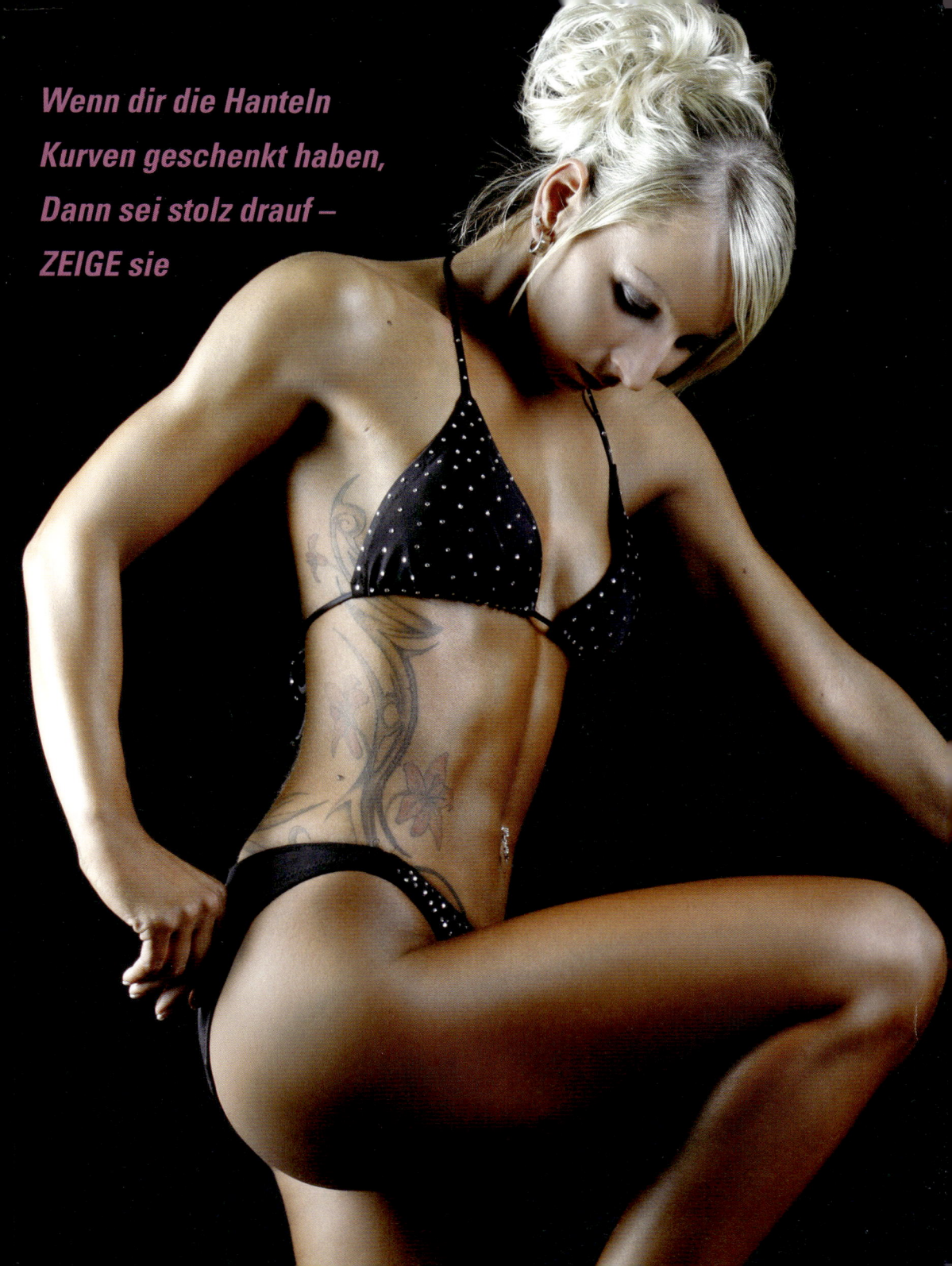

Wenn dir die Hanteln
Kurven geschenkt haben,
Dann sei stolz drauf –
ZEIGE sie

## Danksagung

Das ist schon mein zweites Buch mit dem HEEL Verlag und das dritte Buch ist auch bald fertig (ein Buch für Männer, die stärkere Muskeln haben möchten). Die Arbeit macht Spaß und ist unkompliziert, weil mir viele Freiheiten gelassen werden. Vor allem, weil wir ein „anderes" Ernährungs- und Fitnessbuch schreiben durften. Nina und mir ging es vor allem um die stärkste Kraft auf Erden, die LIEBE – die Liebe zum eigenen Körper. Nur wer sich selbst liebt, wird gut bzw. sehr gut zu seinem Körper sein und den „Fisch" gut ernähren. An dieser Stelle möchte ich mich bei einigen Menschen bedanken, die mir bei der Fertigstellung dieses Buches und mit persönlichem Support geholfen haben. Die Reihenfolge ist willkürlich gewählt.

Meinem Personaltrainingskunden Bodo Sorger möchte ich danken, dass er alle Trainings- und Ernährungspläne durchgezogen hat, die ich ihm aufgeschrieben habe. Bei diesen „Experimenten" habe ich sehr viel über Stoffwechsel und Fettabbau gelernt. Schließlich hat er seinen Bauchumfang um 20 cm reduziert. Auch das Gewicht ging um 16 kg zurück. Ich danke Bodo für seine Tipps zur Praxistauglichkeit und die Unterstützung meines Tuns. Vielen Dank auch für die unbezahlbaren Tipps bezüglich meiner beruflichen und privaten Entwicklung.

Bei Cand. oec. troph. Bianca Stutz bedanke ich mich für die Mitarbeit zur Erstellung des Stoffwechselfeuers. Dipl. oec. troph. Catrin Willer für die tolle redaktionelle Mitarbeit im Ernährungsteil. Meinem Mitarbeiter Stefan Riemenschneider für die ganzen Fleißarbeiten und Erstellung der Trainingsbeschreibungen.

Doch meine ganzen Seminare, Unterrichtsstunden und Personaltrainings wären nicht möglich, wenn meine Ehefrau Miriam nicht – komme was wolle – zu mir stünde. Das Jahr 2011 war nicht unbedingt das beste Jahr für mich. Ich war einige Monate verzweifelt und nicht der bestgelaunteste Mensch. Das war eine harte Prüfung für uns. Doch nach Regen kommt Sonne, und die Sonne scheint wieder …

Ich lade Sie hiermit in die Gemeinschaft der Menschen ein, die begriffen haben, dass der einfache Weg schon lange nicht mehr ausreicht, etwas zu erreichen!

*Andreas Scholz*